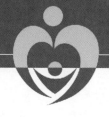

主 审 韩 瑾 万 波

CHUSHENG QUEXIAN FANGKONG KEPU
YOUSHENGYOUYU NI WO ZHI

出生缺陷防控科普
—— 优生优育你我知

曾成英◎主编　　陈燕碧◎副主编

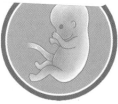

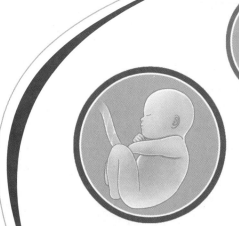

中山大学出版社
SUN YAT-SEN UNIVERSITY PRESS
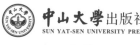
·广州·

图书在版编目（CIP）数据

出生缺陷防控科普：优生优育你我知/曾成英主编；陈燕碧副主编. —
广州：中山大学出版社，2021.12
ISBN 978 - 7 - 306 - 07155 - 2

Ⅰ. ①出…　Ⅱ. ①曾…　②陈…　Ⅲ. ①优生优育—基本知识　Ⅳ. ①R169.1

中国版本图书馆 CIP 数据核字（2021）第 038515 号

出 版 人：王天琪
策划编辑：曾育林
责任编辑：曾育林
封面设计：曾　斌
责任校对：梁嘉璐
责任技编：靳晓虹
出版发行：中山大学出版社
电　　话：编辑部 020 - 84113349，84110776，84111997，84110779，84110283
　　　　　发行部 020 - 84111998，84111981，84111160
地　　址：广州市新港西路 135 号
邮　　编：510275　传　　真：020 - 84036565
网　　址：http：//www.zsup.com.cn　E-mail：zdcbs@mail.sysu.edu.cn
印 刷 者：佛山市浩文彩色印刷有限公司
规　　格：787mm×1092mm　1/16　11 印张　150 千字
版次印次：2021 年 12 月第 1 版　2021 年 12 月第 1 次印刷
定　　价：50.00 元

本书获 2019 年广东省科技创新战略专项资金（科技创新普及）项目（2019A141405012）资助。

编　委　会

主　审：韩　瑾（广州市妇女儿童医疗中心）

万　波（南方医科大学第三附属医院）

主　编：曾成英（南方医科大学第三附属医院）

副主编：陈燕碧（南方医科大学第三附属医院）

参编人员（按姓氏拼音字母排序）：

蔡德成（南方医科大学第三附属医院）

刘婧华（南方医科大学第三附属医院）

刘云鹭（南方医科大学第三附属医院）

王　颖（南方医科大学第三附属医院）

吴仙华（南方医科大学第三附属医院）

印小艳（南方医科大学第三附属医院）

前　　言

　　生育健康、聪明的孩子，是每一个有生育计划家庭的愿望；降低出生缺陷，提高出生人口素质，事关家庭的幸福与国家和民族的未来。随着二孩、三孩政策的放开，近年来，国家卫生健康委员会制定和实施了一系列涵盖婚前期至胎儿期、新生儿期的惠民政策，旨在预防出生缺陷、提高出生人口素质。然而，仍有很大一部分育龄人群因医学专业知识的缺乏及对国家相关政策的不了解，错过或忽视了相关检查，导致一些严重缺陷患儿出生。这些悲剧大部分是可以通过专业指导和孕期检查而避免发生的。

　　笔者曾亲身经历过胚胎停育的失意以及高龄妊娠的焦虑，能深刻体会到许多准妈妈准爸爸在遇到异常妊娠时的焦虑和无助，也曾想过把相关的经历及注意点写出来分享给需要的人群。同时，作为一名在母胎医学领域工作20多年的医生，我也深刻体会到医患之间的沟通、专业信息的不对等对临床咨询的影响。

　　按照目前国内门诊医生的工作强度，就诊者需要在短短的几分钟内理解医生的解释并做出判断，如果就诊者没有任何相关基础知识，是很难做到的。甚至可能由于对相关知识的不了解而听信一些"过来人"的意见，造成因延误甚至放弃进一步诊治而导

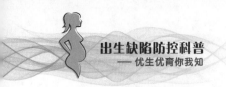
致严重出生缺陷儿的发生、出生。

另外，由于学科专业的设置，目前我们的临床学科医生包括妇科、产科医生大多无超声专业训练经历及遗传专业知识背景，随着产前超声、分子检测技术的迅猛发展及新技术的临床应用，对于没有经过胎儿医学专业培训的妇科、产科、儿科各级医生以及临床规范化培训的医学生，很难对产前筛查异常及需要产前诊断的患者做好相关咨询和正确处理，甚至不能做到及时转诊，也会导致严重出生缺陷儿的出生。此外，从事妇科生殖内分泌、辅助生殖等工作的各亚专科医生在临床工作中处理一些问题也需要用到超声遗传、细胞遗传、分子遗传的相关知识。

基于以上现状，本书介绍出生缺陷防控（优生优育）的三级预防措施，分别从婚前、孕前、孕期、新生儿期的一些重要检查时机、内容、目的及重要性的相关知识进行科普，对一些重要的专业术语及知识进行详细解释，对专业的知识以图文结合的形式进行阐述，等等，希望能提高非专业育龄人群对该领域知识的了解，以促进科学孕育。同时，本书还可供非产前诊断领域的医生、医学生参阅，以便为患者做出更准确的指导和及时转诊给具有资质的遗传咨询医生处理，从而降低出生缺陷，提高全民人口素质，同时为良好的医患关系建立桥梁。

当然，鉴于作者的水平有限，书中难免会存在一些错误或不当之处，殷切希望广大读者在阅读过程中不吝赐教，并为本书提

出宝贵意见。大家在阅读中有任何疑问，欢迎发送邮件到
649416925@ qq. com 邮箱或关注微信公众号联系我。随着知识的
不断更新，我们会不断地修订、完善本书。关于优生优育问题，
很多情况需要综合考虑、个体化处理，一旦出现相关问题，请及
时到专业的医疗机构专科面诊。

　　本书定稿后，很荣幸邀请到中国优生科学协会青年委员会副
主任委员、广东省医学会围产医学分会青年委员会副主任委员、
中华预防医学会出生缺陷预防与控制专业青年委员、广州市妇女
儿童医疗中心产前诊断科的韩瑾主任医师，以及南方医科大学第
三附属医院产科主任万波主任医师作为本书的主审，两位专家提
出了很多宝贵的修改意见，在此表示衷心感谢！

　　同时，感谢广东省科技厅科技创新普及项目的资助！感谢参
与本书编写的各位同事及为本书绘制插图的朋友！感谢此书从编
写到出版过程中给予过帮助、支持的所有同事、朋友和家人！

　　愿大家心怀梦想！享受孕育的快乐与幸福！

曾成英

2021 年 7 月

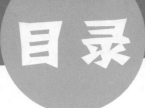

目录

二级预防（孕期篇）——预防严重缺陷儿的出生

三级预防——新生儿疾病筛查

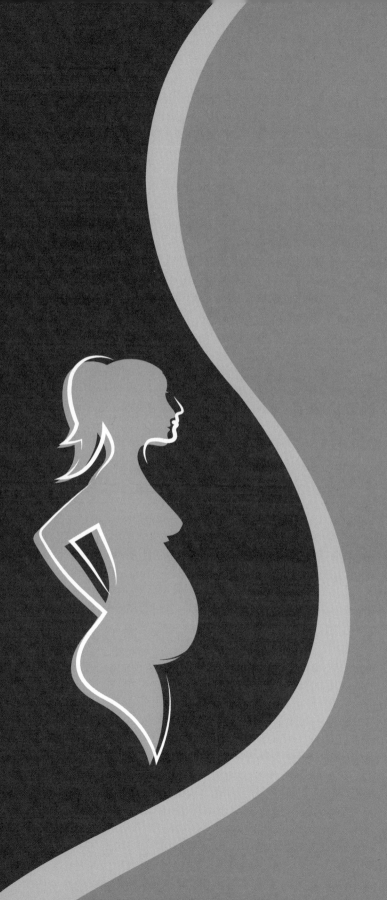

绪论篇

　　出生缺陷三级预防体系包括：①一级预防——婚检、健康教育、孕前检查；②二级预防——产前筛查与产前诊断；③三级预防——新生儿疾病筛查。

　　2019 年 7 月，国务院办公厅发布《健康中国行动（2019—2030 年)》，明确将"主动学习掌握出生缺陷防治知识"作为适用于个人和社会的倡导性指标纳入评估指标体系。国家基本公共卫生服务项目也将出生缺陷防治知识作为健康教育的重要内容。指出要坚守婚前医学检查、孕前优生健康检查、产前筛查、新生儿疾病筛查的"四道防线"，把控婚前、孕前、产前、新生儿期、婴幼儿期"五期节点"。但多数人并不清楚这四道防线及五个节点的内涵与意义。我们希望通过本书对一些关于优生优育的专业知识及各检查时机进行解读，对专业的检测技术及专业术语进行科学普及，使读者对一些关于优生优育的专业知识能有较系统的了解和掌握，把握各个时期重要的检查及注意事项，从而为孕育健康的生命做好充分的准备，实现优生优育的愿望。

　　下面，我们先来了解什么是出生缺陷和导致出生缺陷的因素。

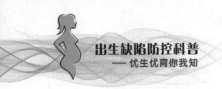

1 什么是出生缺陷?

出生缺陷是指婴儿出生前发生的身体结构、功能或代谢异常,是导致早期流产、死胎、婴幼儿死亡和先天残疾的主要原因。

我国总的出生缺陷发生率为5.6%,疾病种类多,常见的有先天性心脏病、唇腭裂、脊髓性肌萎缩症(spinal muscular atrophy,SMA)、苯丙酮尿症(phenylketonuria,PK)、唐氏综合征(也称21-三体综合征/21-trisomy syndrome)等。

2 什么因素导致出生缺陷?

导致出生缺陷的因素较多,主要分为两个方面:一是遗传性因素,指由于基因突变或染色体畸变导致的出生缺陷;二是非遗传性因素,包括营养、疾病、感染、用药和接触有害物质等。

据以往数据统计,单纯由遗传性因素造成的出生缺陷占10%~25%,但随着分子检测技术的发展,越来越多的出生缺陷通过遗传学诊断找到了遗传学证据。比如,出生后脑瘫的患儿,既往通常被认为是产程处理不当导致,也被认为部分原因与宫内感染有关。但近年来发现,部分脑瘫患儿

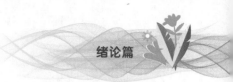

其实是遗传因素所致。

非遗传性因素也很重要，怀孕的前3个月属于胎儿各器官生长发育致畸敏感时期，这个时期可能导致胎儿畸形的因素包括但不限于以下：各种感染或接触放射线、化学物质、药物，以及怀孕期间母亲生病或长时间在高温、高热环境下工作，合并糖尿病、甲亢等疾病，营养元素缺乏，等等。

此外，也有少数病例是由遗传性因素和环境因素共同作用导致，这些需要患者和专业医生共同讨论确定。

那么，如何预防出生缺陷的发生呢？这就是我们下面要聊的一级预防的内容了。

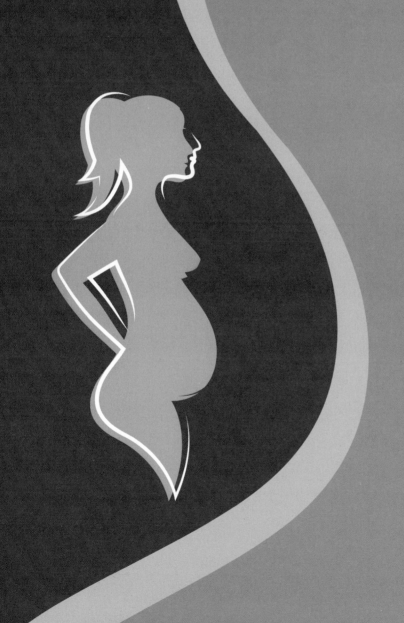

一级预防（孕前篇）

——预防缺陷儿的发生

一级预防，是指预防出生缺陷儿的发生，包括婚前检查、备孕期注意事项、孕前检查。

1 为什么要做婚前检查?

结婚前要去做婚检，然而，很多沉浸在喜悦中的情侣并没有这个意识。婚检被称为预防出生缺陷的第一道关卡。新婚夫妇自觉自愿接受婚检，既是对自身健康负责，也是对家庭及下一代健康负责，更是对社会负责。

曾经，婚检是必需的。但自 2003 年以来我国把"强制婚检"变为"自愿婚检"，现在婚检是自愿的。然而，就是这个"自愿"，使婚检率大幅度下降，配偶通过婚检发现对方问题的可能性减小，并直接导致第一道关卡失守。

根据 2012 年国家原卫生部发布的《中国出生缺陷防治报告（2012）》，中国目前每年新增出生缺陷儿约 90 万例，从 2003 年起，新生儿的出生缺陷率在 10 年间翻了一倍。在婴儿死因的构成比中，出生缺陷因素已由 2004 年的第四位上升到 2012 年的第二位，占死因的 19.1%。

全国婚检率与出生缺陷总发生率之间的关系如图 2-1 所示。

在严峻的出生缺陷形势下，2016 年 9 月国务院办公厅印发的《国家残疾预防行动计划（2016—2020 年)》明确提出，要积极推进婚前医学检查，实施孕前优生健康检查，做好产前筛查和诊断。但是，在怎样积极推进方面并没有提出具体的行政或者法律方面的措施。

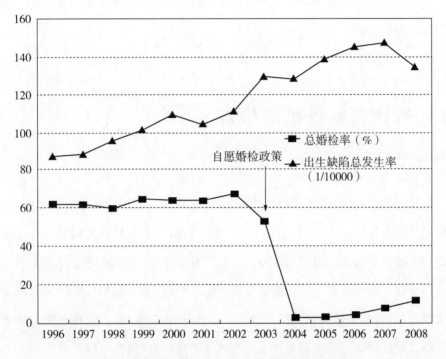

图2-1　全国婚检率与出生缺陷总发生率之间的关系

2　婚前检查的内容有哪些？

婚前医学检查不同于常规的健康体检。男女双方应当在结婚登记前主动到当地医疗机构接受婚前医学检查、卫生指导和健康咨询等婚前保健指导服务。目前，各省市基本都提供免费婚前检查服务。笔者建议所有准备结婚的男女都主动参加婚前检查。

婚检中主要识别的疾病包括：

（1）严重的遗传性疾病。

专家会根据遗传规律，推算下一代发病的风险，提出可以结婚但限制生育或禁止生育及禁止近亲结婚等行政指引。

（2）指定的传染病。

有些传染病患者在传染期内应暂缓结婚。

（3）有关的精神病。

部分非攻击性精神病，在发病期内应暂缓结婚；而有些攻击性精神病则需要禁止结婚。

3 结婚后为避免出生缺陷儿的发生，需要注意哪些问题？

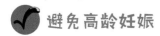 避免高龄妊娠

年龄是最常用的卵巢储备功能评估指标，女性最佳的生育年龄是 25～29 岁，30 岁以后生育能力开始逐渐下降，35 岁以后生育能力直线下降。因此，35 岁以上的妇女怀孕定义为高龄妊娠。高龄女性卵母细胞数量减少，卵母细胞质量下降，导致自然妊娠率降低，自然流产、胎儿畸形及各种出生缺陷风险增高。同时，也会增加妊娠期高血压、糖尿病的发生，并由此

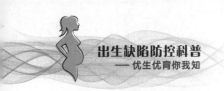

带来胚胎停育、流产、早产、出生缺陷儿等诸多不良妊娠风险。

 倡导计划怀孕，减少意外妊娠

无怀孕计划的夫妇，应当积极采取科学、有效的避孕方法，减少意外妊娠和流产的发生。因为在没有准备妊娠的情况下，常常有妊娠期使用药物史、放射线接触史、病毒感染史等，会增加出生缺陷儿的发生概率。

计划怀孕前可进行口腔检查和宫颈癌、乳腺癌筛查等，以及疫苗（包括风疹疫苗、流感疫苗、乙肝疫苗等）的接种。

养成健康的生活习惯，提高自我保护意识，避免接触有毒物质，科学备孕

养成健康的生活习惯和行为方式，合理膳食：摄入充足、新鲜的水果、蔬菜、蛋白质及适量的碳水化合物、脂肪等，适量运动，保持适宜体重，规律作息，放松心情，戒烟、戒酒，避免接触二手烟，远离毒品和成瘾性药品。

提高自我保护意识，避免接触有毒、有害物质：孕前和孕期应当避免接触铅、汞、苯、甲醛、农药等有毒、有害物质，避免接触放射线，不宜密切接触猫、狗等动物。

进行孕前检查、优生遗传专科咨询

（1）孕前检查。

可到当地医疗机构咨询免费孕前优生健康检查的政策，进行孕前优生健康检查，及早发现可能影响孕育的风险因素，及时采取干预措施，及时治疗自身疾病，降低出生缺陷的发生风险。

（2）优生遗传专科咨询。

可以通过详细地询问病史发现咨询者家族中既往未被发现或未明确的遗传性疾病。比如，家族中有脑瘫、智力障碍儿发生的情况，则咨询者有携带致病基因的风险，特别是隐性遗传基因。通过咨询了解人群中携带率较高的一些遗传性疾病，以及其筛查的必要性和方法；通过做携带者筛查，发现夫妻双方同时携带某一隐性遗传病的致病基因。可以通过 PGD（植入前遗传学诊断）来避免严重缺陷儿的发生，或者通过妊娠后介入性产前诊断来阻断严重缺陷儿出生。比如，重型地中海贫血、SMA（脊髓性肌肉萎缩症，为一种可能致死的、致残的严重遗传性疾病）患儿等。

 增补小剂量叶酸，预防胎儿神经管缺陷发生

备孕妇女应当从孕前 3 个月开始，每天服用 0.4～0.8 mg 叶酸或含 0.4～0.8 mg 叶酸的复合维生素，至少服用到怀孕后的 3 个月，以降低胎儿神经管缺陷的发生风险。既往发生过神经管缺陷（neural tule defects, NTD）的孕妇，则需每天补充叶酸 4 mg。可向当地社区服务中心或妇幼保

健机构咨询免费领取叶酸的政策。

应该选择单纯叶酸片还是含有叶酸的复合维生素片呢？

其实，只要叶酸含量足够，那么两者都是可以选择的。

当然，服用含叶酸的复合维生素片对预防 NTDs 也有效。有研究发现，同时增补叶酸与维生素 B_{12} 可能比单纯增补叶酸预防 NTDs 的作用更强。对于孕前或早孕期存在维生素、矿物质缺乏的准妈妈，选择含有叶酸的复合制剂是有必要的。

 备孕期间，男性需要做哪些准备？

都说孩子是夫妻俩的爱情结晶，也就是说遗传物质是来自夫妻双方的。有段时间，复旦精子库捐精合格率不足 10% 的消息引发热议。因此，孕期准备及检查不是女性单方面的事情，准爸爸的加入也很重要。备孕期间，男性需要怎样才能做到"养精蓄锐"呢？

（1）男性也需要补充叶酸。

大多数人都知道，女性应在孕前 3 个月开始服用叶酸，其实男性体内的叶酸含量对精子质量也有着至关重要的影响。如果男性体内的叶酸水平过低，则会降低精子的活动能力，使受孕概率降低；还可能造成精子遗传物质异常，如果卵子和这些异常的精子结合，孩子很容易出现染色体缺陷、基因突变所致的疾病。（可以理解为受种子质量的影响）

有研究表明，摄入叶酸水平越高的男性，出现精子异常的概率越低。因此，建议正在备孕的男性适当补充叶酸。备孕开始吃 3 个月，服用量可参考女性备孕用量。

（2）孕前检查。

孕前检查可不是女性单方面的事情，男性的孕前检查也很重要。具体内容后文会提到。

（3）养成健康的饮食习惯。

男性备孕期间需要"养精蓄锐"，可以借助饮食调理来提升精子质量。

第一，要多吃含蛋白质的食物。蛋白质是男性精液和精子的重要组成成分，男性体内蛋白质的缺乏会降低精子数量和精子质量。因此，在备孕期间，一定要多吃一些含优质蛋白质的食物，如鸡蛋、牛奶、豆制品等。

第二，要多吃含微量元素（锌、硒）的食物。男性精子的数量及质量都与微量元素有很大的关系，如男性身体缺乏锌元素可能导致严重的弱精症。

第三，要多吃含维生素的食物。维生素是人体所需的重要营养成分，也是提供精子和精液的原料，以及促使精子合成、调节性腺功能、增强精子活性、维持精子新陈代谢的重要物质。

（4）改变不良生活习惯。

第一，不要穿紧身牛仔裤。男性穿紧身、透气性差的裤子，睾丸温度得不到调节，会影响睾丸的生精功能，精子活力也会随之下降。

第二，不要蒸桑拿及过频地进行热水浴。精子对于温度的要求比较严格，必须在 34～35 ℃的恒温条件下才能正常发育。

第三，禁止吸烟、喝酒。吸烟、喝酒是优生优育的大敌。有研究发现，男子吸烟往往会使精子减少，并导致精子畸形；过量饮酒也会导致内分泌紊乱及精子质量降低。

第四，避免长期熬夜。经常熬夜的男性不仅会使自己的身体处于亚健康状态，而且对于体内精子也是不利的，会影响精子活力及数量等。

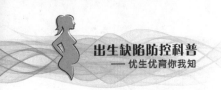
总而言之，要想孕育一个健康、聪明的宝宝，少不了准爸爸的积极备孕。

4 孕前优生优育检查有哪些？如何检查？

通常，夫妻应该在准备怀孕的前 3 个月进行孕前体检。夫妻双方最好同时进行体检，准妈妈应该在月经结束后的第 3～7 天内进行（性激素经期查），准爸爸需要在同房后的第 3～7 天内检验精子的质量。

✔ 备孕女性体检项目

❋ 筛查妇科疾病

可行妇科检查及筛查生殖道淋病、衣原体感染等性病，抽血行艾滋病、梅毒、乙型病毒性肝炎等传染性疾病筛查，行血糖、肝肾功能、尿常规的化验，行妇科超声了解子宫附件有无结构异常及肿物，如果 1 年内未行宫颈癌筛查者建议行 HPV 检测和液基细胞学检查（ThinPrep cytologic test, TCT）筛查，以便及时发现无症状性疾病，及时治疗，防止对胎儿造成伤害及延误准妈妈所患疾病的治疗。

卵巢功能、生育力的评估：女性随着年龄的增长，卵巢功能、生育力下降，同时也有卵巢早衰患者尽管年龄较小，但卵巢功能却已经很差。因此，对于月经异常、多年不孕者或年龄超过 35 岁者需要行生育力、卵巢功能评估：①抗苗勒管激素（automated materials handling，AMH），由卵泡颗粒细胞分泌，在整个月经周期中水平相对稳定，随时可以采集血样做检测，能及时地反映卵巢储备的变化趋势，比 FSH 预测卵巢功能的价值更高，AMH 值小于 0.5 ng/mL 提示卵巢功能下降；②基础性激素［月经第 2～4 天行卵泡促激素（follicle-stimulating hormone，FSH）、黄体生成素（luteinizing hormone，LH）、雌二醇（E2）等化验］，FSH 数值越大，卵巢越差：一般 FSH 数值大于 10 IU/L 或者 FSH/LH 的比值大于 2 往往提示卵巢功能下降；③经阴道超声下早卵泡期卵巢中窦卵泡数（antral follicle count，AFC），当双侧 AFC 数小于 5 枚时往往提示卵巢功能减退。如果发现卵巢功能减退，卵子质量下降，那么生育力下降、流产率及出生缺陷儿的发生率都会增加，需要采取以下措施：①需要抓紧时间备孕；②需要咨询专科医生，服用一些可提高卵子质量的药物；③妊娠后进行必要的产前筛查及产前诊断。

致病相关病毒检测

在围产医学界通常将弓形虫（toxoplasmosis，TOX）、风疹病毒（rubella virus，RV）、巨细胞病毒（cytomegao virus，CMV）、单纯疱疹病毒（herpes simplex virus，HSV）及其他病原体（如微小病毒 B19）合并简称为 TORCH，其也通常被称为"优生优育五项"。上述病毒相关的宫内感染与不良妊娠结局和出生缺陷的相关性早有报道。

孕前 TORCH 筛查旨在了解备孕妇女对相关病原体的免疫状况，明确是否需要接种疫苗，指导受孕时间及孕前和孕期注意事项。中华医学会妇产科学分会产科学组的《孕前和孕期保健指南》将 TORCH 筛查列为孕前检

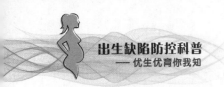

查的备查项目之一。建议同时检测 IgM 和 IgG。孕前筛查可明确备孕妇女体内是否存在相应的抗体，及时发现急性感染，确定安全妊娠时间，避免在急性感染和活动性感染时受孕，并为孕期 TORCH 筛查结果的判读提供依据。其中，对于微小病毒 B19，可以只对有非免疫性胎儿水肿、胎死宫内史的妇女进行 B19 血清学筛查。如孕前 RV-IgM、IgG 抗体阴性的妇女建议注射麻风腮三联疫苗，避孕 3 个月后再妊娠。

这里要提醒大家，对于备孕期及孕期家有猫、狗等宠物者，建议给猫、狗做好卫生和体检，并避免接触其排泄物；尽量减少与猫、狗的接触，并避免吃未煮熟的肉类。

口腔检查

在孕前 6 个月应进行口腔检查，以祛除牙菌斑、消除牙龈炎症，从而避免孕期牙病的治疗对胎儿产生不良影响。"一颗坏牙毁掉整个孕期"，这并不是吓唬人的说法，由于妊娠时人体雌激素和孕酮水平明显升高，牙龈又对激素水平的变化异常敏感，会呈现出局部毛细血管扩张的轻度炎症反应。口腔细菌可以通过发炎的牙龈创口进入血液，定植在胎盘内，影响宝宝的发育。患有牙周炎的孕妇，生育早产儿（<37 周）和低体重儿（<2500 g）的概率都会明显升高，早产风险高于正常产妇 7.5 倍。门诊常常碰到孕妇牙痛难忍，甚至疼到影响咀嚼食物及进食，就诊于口腔科，往往被告知："孕期不能用药，忍忍吧，分娩后再来处理。"因此，孕前口腔检查可防患于未然，也是孕前检查的一个重要项目。

遗传性疾病携带者筛查

有家族遗传病史或女方曾有过不明原因流产、异常分娩史的育龄夫妇都有必要做此项检查，如对于有自然流产史的患者，通过夫妻外周血染色体检查等可查出是否存在染色体平衡易位等而导致胚胎停育。同时，一些单基因遗传病的携带者筛查，比如，地中海贫血、SMA 等，筛查后行相应的处理可以避免相关严重缺陷儿出生或发生疾病。此外，近年来推广的扩展性携带者筛查，可一次性抽血做多种单基因疾病的携带基因检测，通过提前检测基因可以预防一些严重单基因疾病患儿的出生。

 一般项目（体重、血压、血型等）检查

对于本身 BMI 过高或者过低的女性，妊娠前尽可能达到或接近正常值；对于女性，孕前 BMI <18.5 及 BMI >25 都是妊娠的高危因素；特别是对于 BMI >30、有多囊卵巢综合征（polycystic ovarian syndrome，PCOS）病史者，孕前通过运动、饮食控制好体重尤其重要。

对于计划妊娠的女性，需要了解血压情况，如发现血压高，其中有原发病者除了要平稳控制血压，还需积极治疗原发病，经有经验的产科及心血管内科医生充分评估妊娠风险后再考虑妊娠。

关于血型，我们除了需要了解 ABO 血型以外，也需要了解 RH 血型。对于 RH 阴性血型的女性，需要查相关抗体滴度，详细了解其妊娠生育史、输血史、手术史等，以便更好地做好妊娠风险评估及妊娠期管理。

✓ 备孕男性体检项目

❀ 泌尿生殖系统检查

通过此项检查可以排除生殖器官疾病及生殖道感染等隐患。

男性泌尿生殖系统的问题对下一代的健康影响极大，男性生精器官外伤和手术、生精器官疼痛肿胀、鞘膜积液、斜疝、尿道流脓等情况可能会影响男性成年后的精子质量与生育，需要引起重视；如果有生殖、泌尿系统感染，应治疗后再行备孕。

❀ 遗传病检查

准爸爸最好同时行遗传病筛查，比如，地中海贫血筛查、SMA（脊髓性肌肉萎缩症）筛查等。如果准妈妈有自然流产史，建议夫妻双方均行染色体核型分析。

❀ 精液检查

精液检查可以获知精子活力、是否少精或弱精、精子畸形率、精子死亡率，判断是否有前列腺炎等，并及时给予治疗，为获得一个优质的胚胎打下基础。

❀ 传染病（梅毒、艾滋、乙肝等）的检测

避免将传染性疾病传染给准妈妈，及时发现、及时治疗，比如，梅毒、

病毒性乙型肝炎：没有被感染和没有乙肝抗体的可注射免疫球蛋白以避免被感染，已经感染乙肝者需要检测乙肝病毒 DNA 定量，降低密切生活中通过母体传染给胎儿的概率。

5 哪些人需要做孕前遗传咨询？

前面讲到结婚后为避免出生缺陷儿的发生，建议进行必要的孕前检查，到优生遗传门诊进行咨询，尤其是有以下情况的备孕人群：

（1）家庭成员中有遗传病或出生缺陷患者。

（2）夫妻一方有染色体异常或致病基因的携带者。

（3）准备结婚或怀孕的夫妇，尤其是年龄超过 35 岁的。

（4）无法自然受孕，希望得到辅助生殖技术帮助的夫妇。

（5）所有经遗传筛查及检测，以及常规检查发现异常者。

（6）不明原因的反复流产或有死胎、死产等病史的夫妇。

（7）孕期接触不良环境因素及患有某些慢性病的夫妇。

（8）近亲婚配者。

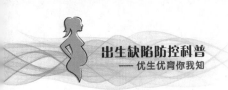

6 什么是地中海贫血？为什么要做地中海贫血筛查？如何筛查？

地中海贫血是指一组遗传性小细胞性溶血性贫血，其特点为血红蛋白合成缺陷，常见于祖籍位于地中海沿岸、非洲和东南亚人群，广东、广西、海南地区发病率高，其共同特点为 α 和 β 珠蛋白链间的生物合成比例发生改变，其结果导致一种蛋白链不足而另一种蛋白链过剩，这种不平衡的严重程度和基因的异常类型决定了地中海贫血的类型。

作为常染色体隐性遗传病，如果夫妻同时携带同一种类型的地中海贫血基因，胎儿有25%的患中重度贫血的风险，根据不同类型预后不同，可能出现水肿胎、死胎、新生儿死亡，出生后表现为中、重度贫血，β 地中海贫血的患儿终生需要不同程度的输血治疗维持，会给家庭及社会带来沉重的负担。

 如何初筛地中海贫血？

做血常规检查，查看检查报告所示的血红蛋白体积（mean corpuscular volume，MCV）、血红蛋白平均体积浓度（mean corpuscular hemoglobin，MCH）值。如果 MCV <82 pg，MCH <27 pg，则为筛查阳性，需要进一步检查（血红蛋白电泳）。为避免多次抽血，一般采用做血常规检查的

同时行血红蛋白电泳化验，这样可以初步判断是否为地中海贫血类型，为进一步做地中海贫血基因检查提供方向。

 哪些人应该做地中海贫血初筛？

由于现代社会人口流动大，而且筛查方法简单经济，因此所有生育人群都应做地中海贫血初筛。

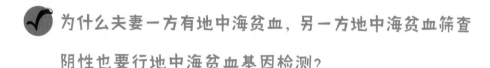 **为什么夫妻一方有地中海贫血，另一方地中海贫血筛查阴性也要行地中海贫血基因检测？**

这也是准妈妈、准爸爸经常疑惑的问题。因为即使筛查阴性，仍有以下 3 种情况会发生漏诊：

（1）静止型 α 地中海贫血：血常规 MCV、MCH、HbA2 均可表现为正常。

（2）β 地中海贫血同时合并 δ 地中海贫血：血常规 MCV、MCH 降低，HbA2 值正常。

（3）极少数静止型 β 地中海贫血，比如，5'UTR Cap +39（C >T）突变基因携带者没有任何血液学改变和血红蛋白电泳改变。

如果夫妻一方为杂合子，另一方为上述情况之一，胎儿仍有可能为中重度型地中海贫血，需要补充特殊的检测方法检测该重度地中海贫血类型。

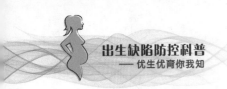
7 胚胎停育、自然流产的病因有哪些？胚胎停育后该做哪些检查？为什么要查流产胚胎的染色体？

对于备孕中的夫妻来说，停经是一个喜讯的开始。可当你兴高采烈去检查时却被通知胚胎停育了，没流血、没腹痛怎么孩子就没了？！此时，你一定会问是什么原因呢？那下一次还会不会这样，该怎样备孕呢？

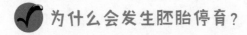
什么是胚胎停育？

胚胎停育（embryo damage）是指早孕期由于受精卵缺陷、母体自身因素或外界等不利因素影响而导致的胚胎死亡现象。其临床类型包括生化妊娠、空孕囊、有胚芽无胎心、有胎心后停育。

为什么会发生胚胎停育？

其病因如下。

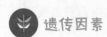
遗传因素

（1）夫妻双方染色体异常（3%～8%），普通人群约为0.2%，复发性流产夫妇中高达4%，最常见为染色体平衡易位和倒位。

胚胎染色体异常是导致早孕期胚胎停育的最常见原因，占导致孕龄小于8孕周胚胎停育的50%～60%，最常见的有非整倍体（比如，22－三体、16－三体、X单体、21－三体等），其次有三倍体和染色体微缺失、微重复等。父母染色体平衡易位或倒位者发生胚胎非整倍体、微缺失、微重复的概率高，所以建议有胚胎停育史的备孕夫妻行染色体检测。

（2）单基因疾病，有些致死性的单基因疾病可能导致胚胎早期停育或者中晚期死胎。

解剖结构异常（10%～15%）

（1）先天性苗勒氏管发育异常：单角子宫、双角子宫、子宫纵隔、双子宫。

（2）获得性解剖结构异常：宫腔粘连、宫腔息肉、黏膜下肌瘤。

（3）宫颈机能不全。

感染因素

（1）TORCH：弓形虫、风疹病毒、巨细胞病毒、单纯疱疹病毒、微小病毒 B_{19} 等。

（2）人支原体、解脲支原体、沙眼衣原体；其他，如细菌性阴道病、李斯特菌、肺炎克氏杆菌等感染。

内分泌异常

（1）黄体功能不全。

（2）多囊卵巢综合征（PCOS）：影响卵子、胚胎质量，导致子宫内膜

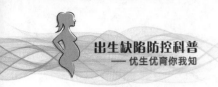

容受性下降。

（3）甲状腺功能异常。

（4）未控制的糖尿病。

（5）高催乳素血症：直接抑制黄体颗粒细胞增生及功能。

🌱 免疫性因素——自身免疫型

（1）抗磷脂抗体综合征：直接造成血管内皮细胞损伤，促进血栓形成，抑制滋养细胞功能。

（2）系统性红斑狼疮（systemic lupus erythematosus，SLE）。

（3）干燥综合征。

（4）其他相关自身抗体：抗核抗体、抗甲状腺抗体、抗子宫内膜抗体、抗精子抗体等。

🌱 免疫性因素——同种免疫型

（1）母胎之间免疫调节失衡，HLA 相容性过大，封闭抗体缺乏，需要排除其他明确导致流产的因素。

（2）正常妊娠：父源性 HLA 抗原刺激母体，产生封闭抗体；母-胎耐受，妊娠成功。

（3）自然流产：夫妇 HLA-DQA 相容性过大，封闭抗体不产生免疫攻击，自然流产。

🌱 血栓前状态——易栓症

易栓症是由于抗凝蛋白、纤溶蛋白等的遗传性缺陷或因存在获得性血栓形成危险因素而易发生血栓栓塞的一类疾病。

其他：环境、精神、心理因素，胎盘结构异常，男性因素，不良生活习惯，等等。

 发生胚胎停育、自然流产时，为什么还要查流产胚胎的染色体？

孕妇出现胚胎停育或者自然流产时，常常会心情低落、烦躁，往往不能理解既然已经停育了为什么还要检查，认为只需要检查自己的染色体或做好下一次的检查即可。其实，为了下一次妊娠尽可能成功，应该查明胚胎停育的最常见病因——遗传因素，或者即使当下不做，也应该积极配合医生留取标本以备未来进行这方面的检查。

临床上此类事情经常发生，笔者感触很深。下面举例说明此时采取正确行动的重要性。

案例一：一位高龄孕妇，双胎 NT 筛查后发生胚胎停育须行流产。我详细告知患者，因为此时绒毛可能培养失败，所以建议留取流产物皮肤做胎儿低深度全基因组测序（cnv-seq）检测。同时，考虑到如果 cnv-seq 正常，患者可能需要进行进一步的遗传相关基因检测。所以，最好另外留取一份标本冷冻日后备用。可惜，这位患者说咨询过熟悉的妇产科医生后不愿意行本孕次的流产物遗传学检测，只想之后做夫妻俩的染色体检测。因此，当时未能留取胎儿标本进行遗传学检测。

其实，这位患者本身就是高龄妊娠、单绒毛膜双羊膜囊双胎妊娠，已经存在胎儿染色体异常的两个高危因素，所以做遗传学相关检测的必要性

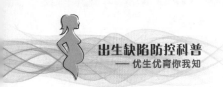

很大。如果染色体非整倍体（三体、单体等）被证实，就可为下一次孕前准备、检查、产前筛查及诊断指引方向，从而避免过多的其他可能导致流产的检查及盲目保胎。此外，因为胚胎染色体异常的发生与年龄呈正相关，即使这对夫妻下次孕前染色体检查正常，也同样可能生育染色体异常的孩子。因此，在他们下次备孕期间，接诊医生就不可避免地需要"大撒网"地做各种检查，而且会在有流产史孕妇的焦虑情绪的推动下进行一些盲目的检查及保胎治疗。也就是说，这次患者选择不留取胎儿标本备查的情况实际上为下一次正常妊娠埋下了隐患。

案例二：笔者在门诊接诊了一位孕 7 周胚胎停育的患者。她拿着一大沓化验报告和夫妻俩的染色体核型分析报告来咨询。病史记录其生化妊娠 1 次，其他病史、家族史无特殊。夫妻俩的染色体核型报告分别是 46，XX，t（11；22）（q24；q12），46，XY。再细看女方的一大沓报告中还有免疫谱 12 项等免疫相关性检测、甲功五项、封闭抗体、支原体、衣原体、阴道分泌物检查等多项检查。

这位患者也是第一次流产时没进行流产物的遗传学检测，其手中的一大沓化验报告无法为寻找胚胎停育原因提供支撑。如果夫妻染色体核型没有异常，那么作为有过生化妊娠及早期胚胎停育史的再次妊娠，早期关于流产的各种化验、检测甚至各种过度的保胎治疗或许也是不可避免的。当然，这个患者本身的染色体核型为平衡易位（关于染色体平衡易位，笔者将在"二级预防"中详细讲解），那么显而易见，胚胎流产最大可能的原因就是孕妇本身染色体平衡易位。

孕 12 周前发生停育、自然流产的胚胎，染色体异常的发生率高达 50%～60%，甚至 60% 以上，其中主要为非整倍体染色体异常（染色体数目异常）。

因此，即使患者是第一次流产，如果经济条件允许，建议进行绒毛染色体核型分析或 cnv-seq 检测，或者进行染色体微阵列分析。如果结果提示是非整倍体，则无须做过多免疫相关的检查及治疗，特别是针对封闭抗体阴性的患者行的主动、被动免疫治疗。如果排除了染色体异常，一般需要行抗心磷脂抗体检测、抗核抗体、狼疮抗凝物、β_2-抗糖蛋白I抗体、凝血功能、D-二聚体、同型半胱氨酸及一些免疫抗体谱等化验。当然，常规的妇科超声、卵巢功能的评估、泌乳素等的检测及必要的宫腔镜检测也是需要做的。

因此，无论是第几次胚胎停育，均建议行胚胎染色体核型分析或者 cnv-seq 检测或染色体微阵列分析（三者的区别在"二级预防"中有详述）。有学者研究表明，外显子测序在复发性测序流产中的发现，今后可能也会应用在临床上。

8 生育过异常胎儿的家庭如何备孕?

前面讲过，对于有自然流产史或胚胎停育的孕妇，笔者建议行遗传学检测，染色体核型分析、cnv-seq 或者染色体微阵列分析；对于有畸形胎儿妊娠史或者精神、生长速度、智力等发育异常孩子生育史的家庭该如何备孕呢？下面，笔者讲述一个两年前的病例。

生育过一个脑瘫儿和一个正常孩子的妈妈，这次妊娠后行常规唐氏筛查提示高风险，医生询问病史后建议行脑瘫儿的遗传检测，明确脑瘫儿致病原因后行羊水穿刺，孕妇及其家属认为第二胎生育了健康的孩子，加上

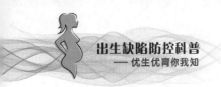

经济原因，坚持拒绝行脑瘫儿的遗传检测，只行产前诊断的常规项目：胎儿染色体核型和染色体微阵列分析，结果并未发现明确致病的病变；不过，检测出了2号染色体和8号染色体均有杂合性缺失片段，即纯合状态。通过验证发现父母2号染色体2p16.3p12和8号染色8q22.3q24.12具有相同或相似的SNP位点（胎儿父母否认近亲结婚），再经过查脑瘫儿的外显子测序（目前不是产前诊断常规项目，"二级预防"中会详细介绍）并经胎儿父母验证，才找到发生脑瘫的原因为遗传自父母的隐性遗传致病基因PNPT1，于是给胎儿做了验证，发现这个胎儿跟脑瘫儿的基因型是一致的，都是纯合突变，所以也同样会是一个脑瘫儿。经过曲折的诊断，结果出来时已经是妊娠34周余了。虽然孕周那么大了，但是试想如果这位妈妈再犹豫或者坚持不行脑瘫儿的遗传检测，继续抱侥幸心理，或者胎儿发生早产，第二个脑瘫儿就会出生了。试想，一个本已陷入困境的家庭养育两个脑瘫儿会是一种什么样的状态。

讲述这个病例的目的就是想要告诉大家，虽然在目前的技术条件下，并不是所有的病因都能找到，但在分娩过异常的孩子或者家族中有不明原因患者的情况下，我们要尽量在妊娠前或者早孕期去查找先证者（患者）的遗传学病因。同样，建议既往发生过死胎或多次类似畸形引产史的妈妈行遗传学检测。哪怕当时没想好是否要做，也可以请医院帮你保留好引产胎儿皮肤的标本，以便后期想检测的时候有标本可查。

当然，在这些特殊家庭中，除了正常的备孕注意事项及检查外，还有些特殊情况需要特殊准备，比如，有无脑儿、脊柱裂妊娠中的患者，再次备孕时除了需要口服高剂量的叶酸（4 mg/d），鉴于国内没有4 mg的剂型，可以口服5 mg/d的叶酸。

9 SMA 是什么病？为什么要筛查？如何避免生育 SMA 患儿？

SMA（spinal muscular atrophy）即脊髓性肌萎缩症，是一组脊髓前角细胞变性、导致对称肌无力和肌萎缩为特征的常染色体隐性遗传的神经肌肉疾病（遗传模式见图2-2），是一种常见的运动神经元疾病。因其严重的致残致死性，故被称为婴幼儿头号遗传病杀手。SMA 患者的典型表现是肌无力、肌张力低、肌萎缩，站立、行走等运动功能受限，运动发育显著落后于正常儿童，甚至无法完成如咀嚼、吞咽、呼吸等一些维持生命活动的最基本动作，但智力发育正常。如图2-3、图2-4所示。

每50人中有1人为携带者

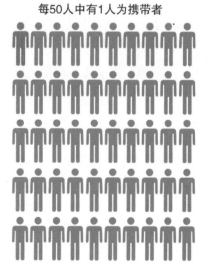

两名携带者生育后代

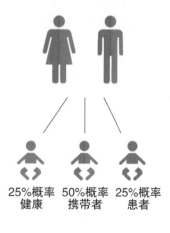

25%概率 50%概率 25%概率
健康　携带者　患者

图2-2　SMA 致病基因携带率、遗传模式示意

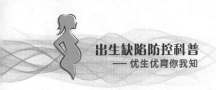

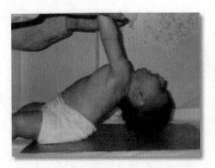

图2-3　SMA患者

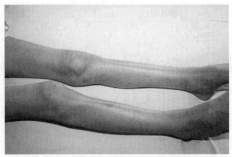

图2-4　肌肉萎缩

 为什么要筛查

 SMA致病基因携带率高

据统计，SMA新生儿发病率在1/5000～1/10000。人群中SMA致病基因携带率为1/40～1/60，只要配偶双方都携带，每次妊娠的胎儿就有25％的致病可能。我国约有3000万SMA携带者，发病无种族地区差异。

 有效预防SMA

通过孕前及产前的基因检测可以有效预防该疾病患儿的产生。

 治疗费用昂贵

目前，SMA的根治措施已经进入了临床。但无论是2016年12月FDA批准的Biogen和Lonis制药联合开发的首个治疗SMA的新药Spinraza，还是 2020 年 8 月 7 日批准上市的罗氏集团旗下基因泰克（Genentech）公司治疗 SMA 的口服药品 Evrysdi（risdiplam），以及 2019 年 5 月上市的诺华旗下 AveXis 公司的 Zolgensma，虽然疗效很好但无一不是费用高昂。比如，诺华公司公布的价格，治疗费用为 212.5 万美元（约 1400 万元人民币），每年还需要另外付费维持治疗。目前，中国尚未批准 Zolgensma。Spinraza 2020 年已在中国上市，但是一针注射药剂的费用就要 70 万元，其每年几百万元的治疗费用给患者家庭带来沉重的经济和心理负担。现阶段，科学的产前筛查比患病后再治疗更具有卫生经济学意义。

如何避免生育 SMA 患儿

95% 的 SMA 患者是因为遗传了父母双方的 7 号外显子缺失的 SMN1 基因，病因明确，可通过一次性基因检测检出，进而明确生育 SMA 患儿的遗传风险，或通过产前诊断降低人群中 SMA 患儿的出生率。因此，对于那些有生育计划的朋友而言，孕前和产前的基因检测是很有必要的。通过基因检测可以知道自己是否携带一些致病基因，从而做到优生优育。

目前，检测 SMN1 基因的拷贝数（copy）是携带者筛查和临床确诊的重要手段。SMA 携带者筛查采用的是实时定量 PCR 检测技术，检测时仅需要抽取 2 mL 外周血。夫妻若同时携带致病基因，每次怀孕的胎儿中有 25% 的概率会是 SMA 患儿，这种情况可通过第三代试管来预防 SMA 的发生或通过妊娠后介入性产前诊断阻断 SMA 患儿的出生。

筛查最好在孕前或者早孕期进行，这样可有足够的时间和准备来选择做植入前诊断或者通过妊娠后的介入性产前诊断来预防。

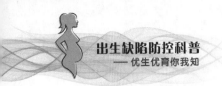
SMA 概要：

（1） SMA 是一种遗传性神经疾病，它会造成运动神经元退化、肌肉萎缩、肌肉无力，最终造成死亡，且治疗费用极其昂贵。

（2） SMA 在婴儿致死性遗传疾病中排名第一位。

（3） 致病基因 SMN1，常染色体隐性遗传，可通过孕前或早孕期携带者筛查来预防。

（4） 人群中致病基因携带率高达 1/40～1/60。

（5） SMA 患者中，约95％为 SMN1 基因第7和第8外显子纯合缺失或第7外显子纯合缺失所致，5％为 SMN1 杂合缺失、点突变或 SMN1 基因转化为 SMN2 基因所致。

（6） SMN1 有一个高度同源的基因 SMN2，二者只有5个碱基的差异，但 SMN2 在表达蛋白时，90％是非功能性的截短蛋白；SMN2 的拷贝数与 SMA 的严重程度具有一定的相关性（拷贝数多症状较轻）。

另外，目前已推广的扩展性携带者筛查也是值得关注的，特别是对于一些有遗传性疾病家族史的家庭。

10 什么是单基因疾病？为什么要开展扩展性携带者筛查？

单基因疾病也称单基因遗传病（monogenic disorders），是一类由生殖细胞或受精卵的单个基因突变所致的疾病，其传递方式遵循孟德尔遗传规律。我国每年新生儿出现出生缺陷者高达 90 万人，大部分是遗传因素导致的，其中单基因遗传病占 22.2%。目前，已发现的单基因遗传病多达 8000 多种。由于单基因遗传病种类繁多，总发病率高，是一类对人类健康造成严重损伤（致死、致残或致畸）且目前缺乏有效诊治手段的顽疾，也是造成出生缺陷的主要原因之一。以常染色体隐性遗传病多见，如 SMA、地中海贫血、苯丙酮尿症等，由于该类致病基因携带者不发病，只有夫妻双方都是携带者，其孩子才有可能发病。因此，人们往往因为自身没有症状，而不会引起足够的重视。单基因疾病难治、费用高，且胎儿期可能无表型，常规产前筛查及诊断方法检不出，这是导致出生缺陷的重要原因。大多数单基因疾病是罕见病。

罕见病，又称"孤儿病"，指那些发病率极低的疾病，即患病人数占总人口的 0.65‰～1‰的疾病。世界各国根据具体情况，对罕见病的认定标准存在一定差异。虽然单个疾病发生率低，但是由于病种众多，加之人口基数大，中国罕见病患者总量据估算已经超过了 2000 万。高误诊率、高漏诊率、用药难、用药贵是其共同难题。罕见病因为"罕见"，大多数医生也没有经验，所以常常会被误诊甚至误治，特别是在一些医疗资源相对缺乏的地区。据报道，一些罕见病患者平均需要看到 5 个医生才能被确诊，治疗手段有限且费用昂贵；因为罕见，病患群体相对小，药物需求市场不大，导致药物研发受限、费用昂贵，需要从国家政策层面鼓励才能促进药物的研发；预防是最经济、可行的手段。做好罕见单基因疾病的预防，对有遗传性疾病家族史、发育异常孩子生育史的家庭，给先证者明确诊断再进行详细的遗传咨询后选择适合的妊娠方式、产前诊断是明智的选择；同时，携带者筛查是针对隐性遗传的单基因疾病行之有效的预防措施。

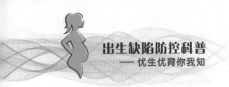

2月28日是世界罕见病日，目前我国在国家层面以及医学遗传界的专家们的共同努力下，对罕见病的关注以及研究、治疗进展都取得了很大的进步。2019年2月，国家卫生健康委宣布建立全国罕见病诊疗协作网，以加强中国罕见病管理，并逐步推动一部分罕见病在相关科室临床医生中的培训学习，以降低误诊率，提高罕见病诊疗水平。

携带者筛查：遗传病在某一群体中发病率较高，为预防该病在该群体中的发生，可采用经济、准确可靠的方法，在群体中将携带隐性基因的人群筛出，从而对其进行风险评估和婚育指导。对于单基因疾病中隐性遗传病，通过携带者筛查能够很好地将双方都携带同一隐性遗传致病基因的个体筛查出来，从而可以通过第三代试管达到一级预防的目的，或者通过妊娠后产前诊断达到二级预防的目的来预防出生缺陷。

已有研究显示，平均每个人携带有28个隐性遗传病的致病变异，这意味着看似健康的夫妇也有可能"非常巧合地"携带了相同疾病致病突变。扩展性携带者筛查（expanded carrier screening，ECS）能同时筛查多种单基因遗传病，从而使筛查效率更高、成本更低，帮助受检者明确他们的后代患这些疾病的风险，提供生育指导，预防出生缺陷的发生。

早在2013年，美国医学遗传学与基因组学学会（Atlantic Coast Media Group，ACMG）针对产前/孕前进行扩展性携带者筛查发布了声明。2015年，ACMG联合美国妇产科医师学会（American College of Olostetricians and Gynecologists，ACOG）等5家专业机构发布联合声明，针对生殖医学中的扩展性携带者筛查发布了指导意见。2017年，ACOG发表了携带者筛查的专家意见，也对筛查疾病做了详细的指导。目前，国内也已经有了多种孕前携带者筛查方案。

虽然，扩展性携带者筛查在部分发达国家应用多年，已成为孕前/孕早期常规检测。但在国内，扩展性携带者筛查近几年才逐渐开始被重视。作为一个新生事物，群众对孕前/产前携带者筛查认识的不足、检测费用相对昂贵等限制因素，使得扩展性携带者筛查在中国的应用进展较慢。目前，虽然检测技术不断进步、检测成本在逐渐降低，但大众对孕前携带者筛查的认识亟须提高，这样才能进一步促进扩展性携带者筛查的应用，从根源上阻断遗传病致病基因的传递，真正实现预防单基因遗传病在中国千万家庭中的发生，让罕见病更罕见，从而更好地实现《"健康中国2030"规划纲要》提出的全民健康的主题。ECS目前尚未有统一的行业实施规范，它的推广需要一个过程，涉及伦理、筛查范围、技术、价格等多方面的因素。

　　常见的常染色体隐性遗传病有地中海贫血、SMA、溶酶体贮积症，如遗传性耳聋；合成酶缺陷病，如血 γ 球蛋白缺乏症、白化病、苯丙酮尿症、肝豆状核变性（Wilson病）及半乳糖血症等。

11　孕前检查可以发现哪些影响妊娠结局的高危因素？

　　A类：孕前可以通过改变或戒除不良生活方式规避的有害环境因素，如吸烟、饮酒、肥胖、毒物接触史等。

　　B类：通过有效的医学治疗手段可治愈的危险因素，如甲肝、阴道炎、牙龈炎等疾病以及贫血、营养不良等。

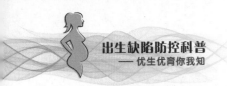

C类：目前虽难治愈，但通过医学干预可控制疾病，在妊娠期需密切监测的危险因素，如慢性疾病（高血压、糖尿病等）、可能复发的感染性疾病（如肝炎、梅毒等）。

D类：孕前无法医疗干预，但可做风险评估，在孕期应做产前诊断的危险因素，如高龄产妇、不良妊娠史、遗传病家族史等。

X类：不宜妊娠的危险因素，如女方患有严重心脏病、严重糖尿病等可能导致死亡的疾病，以及夫妻一方患有严重遗传病。

12 早孕流产进行胚胎及夫妻双方遗传学检测的意义有哪些？

出现胚胎停育或者死胎时完善胎儿和夫妻双方的遗传学检测，是为了寻找流产的遗传学因素，可用于再生育指导。妻子早孕流产、死胎或产下畸形儿，夫妻双方都必须做染色体检查，这是因为胚胎染色体一半来自母亲，另一半来自父亲，父母任何一方的染色体出现变异或异常都有可能遗传给胎儿，导致流产、死胎或产下畸形儿。因此，染色体检测越来越受到重视。若经济条件许可，推荐婚前或孕前做染色体检测。

目前，染色体检测的适应人群包括：①具有流产史，尤其是多次流产史的夫妻；②有死胎或生下异常孩子的夫妻；③夫妻一方或双方家族中具有不明原因智力低下或生长发育迟缓等的患者；④不孕不育的夫妻；⑤计划做试管婴儿的夫妻。

总之，要重视婚前检查，怀孕要提前做好计划，孕前先检查！计划怀孕的夫妻请主动接受孕前优生健康检查及咨询。目前，当地政府对孕前检查都有免费政策。同时，也建议有条件的夫妻做一些妊娠相关的知识储备，对妊娠后可能碰到的情况有一些了解，以便在接受医生的解释、建议时能更清楚地理解并做出正确的判断，也能初步鉴别一些妊娠期正常及异常的情况，从而能更加顺利地迎接宝宝的到来。

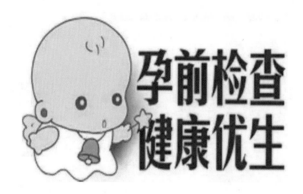

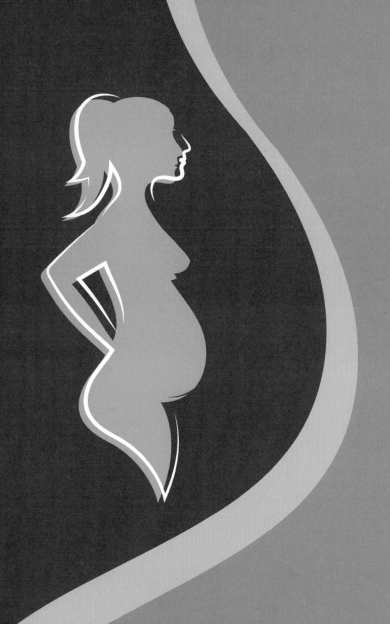

二级预防（孕期篇）

——预防严重缺陷儿的出生

十月怀胎，一朝分娩，孕育出健康的宝宝是孕妇及其家人的期盼。2012 年中华人民共和国卫生部（现中华人民共和国国家卫生健康委员会）发布的《中国出生缺陷防治报告（2012）》显示：我国出生缺陷发生率约为 5.6%，每年新增出生缺陷儿数约为 90 万例，平均每 30 秒就有一名缺陷儿出生。在生命孕育的过程中，精卵结合、遗传物质传递，母体状况、外界环境的影响均有可能使新生命产生不良改变，从而发生出生缺陷，如果在孕期未经过正规产前检查、筛查或必要的产前诊断，则可能导致严重缺陷儿的出生。

　　近年来，随着全面二孩政策的实施和三孩政策的到来，我国高龄孕产妇家庭明显增多，出生缺陷发生的概率也随之增加，对产前筛查与诊断的需求也越来越大。那么该如何预防出生缺陷？如何对待产前检查、产前筛查及产前诊断？对于出生缺陷如何做到早发现、早诊断、早干预才能把可能对孕妇的身心伤害降到最低呢？下面，笔者以问答的形式将关于预防严重出生缺陷儿出生的一些举措及相关知识传递给大家，希望大家通过对这些知识的了解，更好地认识产前检查的重要性，在碰到问题的时候能够更加及时做出恰当的决定，从而降低严重出生缺陷儿的出生率。

1　如何知道肚子里的宝宝是否有出生缺陷？

　　孕期可以通过在适当的孕周抽血化验和超声等影像检查，从而早期发现一些可能存在严重出生缺陷的胎儿，对有筛查异常、高龄妊娠或有出生

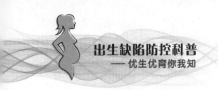

缺陷儿生育史等高危因素者做遗传咨询，必要时可通过采集绒毛、羊水和脐带血等对高危孕妇进行介入性产前诊断，通过检测了解胎儿有无染色体异常、微缺失、微重复、单基因遗传病或者宫内感染，来诊断如唐氏综合征、猫叫综合征、重型地中海贫血、SMA、巨细胞病毒感染等严重疾病。

需要强调的是，出生缺陷病种繁多，有结构异常的，有遗传物质改变的，目前已知的遗传疾病就达 8000 多种，有些疾病需要出生后才逐步表现出来，特别是一些遗传代谢性疾病及一些主要涉及神经系统的单基因疾病或基因组疾病，以目前的医学技术手段难以在产前发现和诊断所有的出生缺陷，一部分出生缺陷需要在出生后通过检查或及时筛查发现；孕期只能通过适当的检查尽可能去发现严重的出生缺陷。

2 哪些孕妇应该进行产前优生遗传咨询？

对于存在以下这些情况，建议妊娠后尽早进行遗传咨询：

（1）未进行婚前检查的夫妻。

（2）有遗传病或先天畸形的家族史或生育史的夫妻。

（3）子女有不明原因智力低下的夫妻。

（4）有不明原因的流产、死胎、死产或新生儿死亡史的夫妻。

（5）孕期接触不良因素或患有某些慢性病的夫妻。

（6）常规血清学或超声检查或常见遗传病筛查发现异常。

（7）多年不孕不育、高龄妊娠（预产期年龄≥35 岁）或其他情况（比如，期望通过孕期筛查降低遗传性疾病风险的）。

3 什么时候开始第一次产检？孕期产检的时间、检查内容？

现在政府都有相对应的免费筛查的一些项目，孕妇可以去领取。孕妇应当在孕 12 周内到医疗机构建立孕产期保健档案（册、卡），定期进行产前检查，及时掌握孕妇和胎儿的健康状况；从孕 13 周开始若无特殊情况则每 4 周检查 1 次，孕 28 周以后则每两周检查 1 次，孕 36 周后每周检查 1 次，直至分娩。建议整个孕期应当至少接受 8 次产前检查，根据实际情况或有异常情况时应当在医生的指导下适当增加产前检查次数。

✔ 产检时间表

第一次产检：月经周期为 30 天左右者，停经 7 周左右，阴道超声检查确认宫内妊娠，胚胎存活；记录体重指数（BMI）、基础血压，抽血做艾滋病、梅毒和乙肝筛查以预防疾病母婴传播（有些地方可免费筛查），肝肾功能、空腹血糖、地中海贫血筛查、血型（孕前未查者）、营养元素检测等，有高危因素者需要根据具体情况增加检查项目；同时，预约孕 11 ~ 13 $^{+6}$ 周行 NT 超声筛查，建档，根据基础 BMI 及身体状况分析接受营养、膳食的指导，了解产检医院孕妇学校课程内容及时间安排。

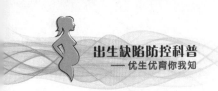

第二次产检：孕 11～13 $^{+6}$ 周之间行超声 NT 筛查，NT >3 mm 或大于 CRL 对应的第 95 百分位数者建议行遗传咨询，综合分析并充分了解后根据具体情况选择性行早期唐氏筛查、无创 DNA 检测或介入性产前诊断；NT≥3.0 mm 者建议行介入性产前诊断（绒毛活检或羊水穿刺）检测染色体、基因组甚至基因变异，此时除需预约孕中期胎儿系统筛查超声外还需要预约孕中期胎儿超声心动图（心脏彩超）；NT 正常者 24 小时内行唐氏综合征血清学筛查，并预约孕中期胎儿结构筛查超声（孕 22～24 周比较适合）；早孕期未建档者及时建档。

第三次产检：孕 18 周左右，行常规产检，检查一般情况，如血压情况、有无水肿，体重增长情况，胎心音听诊；孕中期胎儿非整倍体筛查（孕中期唐氏筛查），健康教育及指导：流产的认识、预防，妊娠生理知识、生活指导，开始补充钙剂（600 mg/d）及根据具体情况给予其他营养元素的补充（如铁剂），指导孕期自我监测；必要时行羊膜腔穿刺检查胎儿染色体核型（孕 17～22 周比较适合）；针对预产期时孕妇年龄在 35 岁及以上或其他高危人群。

第四次产检：孕 20～24 周，产前检查内容除了前一次的之外，还要测量子宫底的高度和腹围的大小，重点检查内容为胎儿系统超声筛查胎儿的严重畸形，有流产、早产高危因素者行宫颈评估（超声测量宫颈长度）。

第五次产检：妊娠 24～28 周，重点检查内容为掌握胎动计数方法、了解先兆早产的预防；妊娠期糖尿病（gestational diabetes mellitus，GDM）筛查。

常规产检：①询问胎动、阴道出血、宫缩、饮食、运动情况；②身体检查同孕 18 周左右。

重点检查项目：①GDM 筛查。行 75 g OGTT 检测（葡萄糖耐量实验），其正常上限为空腹血糖 5.1 mmol/L，1 小时血糖为 10.0 mmol/L，2 小时血糖为 8.5 mmol/L，或者通过检测空腹血糖作为筛查标准；乙肝患者行乙肝病毒 DNA 定量检测，必要时抗病毒治疗。②血、尿常规检查。

根据是否有高危因素等情况进行筛查：妊娠期高血压疾病的筛查、早产预测及母胎血型不合的血清学抗体检测（特别是孕妇为 RH 阴性血型者）等。

第六次产检：孕 30～32 周产前检查。健康教育及指导，可通过参加相对应的孕妇学校或通过助产门诊详细了解，包括：①分娩方式指导；②自数胎动；③母乳喂养知识的了解及掌握；④新生儿护理指导。

常规产检：询问胎动、阴道出血、宫缩、饮食、运动情况，产前检查同前，胎位检查。

辅助检查：①血常规、尿常规；②超声检查，包括胎儿生长发育情况、羊水量、胎位、胎盘位置，必要时早产预测检查、胆汁酸、肝功能化验。

第七次产检：孕 33～36 周产前检查，包括：①分娩相关知识的了解（临产的症状、分娩方式指导、分娩镇痛）；②新生儿疾病筛查的了解；③抑郁症的预防。

常规产检：①询问胎动、阴道出血、宫缩、皮肤瘙痒、饮食、运动、分娩前准备情况；②身体检查同妊娠 30～32 周产前检查，酌情行尿常规检查。

妊娠 35～36 周需行 B－族链球菌（group B streptococcus，GBS）筛查，B 族链球菌简称 GBS，是一种围产期可能经产道感染导致母婴严重感染，甚至发生败血症的细菌，合并糖尿病、前次妊娠出生的新生儿有 GBS 感染等是其高危因素，需要取阴道下 1/3 与肛周的分泌物做检测。电子胎

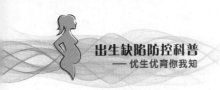
心监护（无负荷试验，NST）检查（高危孕妇34周甚至更早开始）；心电图复查（高危孕妇）。

第八次产检：妊娠37～41周产前检查。询问胎动是否正常，有无见红、不规则宫缩的情况；通过去孕妇学校听课了解新生儿疾病筛查、预防接种与产褥期的事项。检查重点：通过胎动、电子胎心监护、超声生物物理评分等了解胎儿宫内情况。身体检查同妊娠30～32周产前检查；辅助检查为NST（无应激实验，也就是无宫缩情况下的胎心监护，每次持续监测20分钟，俗称胎监）；超声检查，注意评估胎儿大小、羊水量、胎盘成熟度、胎位和脐动脉收缩期峰值和舒张末期流速之比（S/D比值）等。NST检查每周行一次，酌情复查血、尿常规。无高危因素者妊娠达41周，住院并催产（医生会根据盆骨、宫颈或熟度、胎儿大小评估后采取适合的方案实施）。

4 关于孕期胎儿超声的疑问

准妈妈们大多数都知道超声是孕检的一个重要检查手段，但是也有很大部分准妈妈还是有一堆疑问——阴道超声会导致流产吗？怎么产检又让做超声？超声有辐射吗？孕期到底要做几次超声？这些疑问，请资深产科超声专家陈燕碧副主任医师帮您解答吧。

B 超有辐射，检查能不做就不做！对吗？

超声医生跟你聊：超声是没有辐射的。从原理来说，超声波是一种机械波，不是电磁波，与 X 光有射线辐射不同，超声波不存在辐射。我国将超声普遍应用于产科临床已经有 40 多年了。临床实践证明，它的安全性是很好的，是医生检查胎儿最常用、最安全的技术。因此，大家不必担心，孕期该做的超声检查应该按时做。

当然，虽然超声波没有辐射，但其作为能量波，本身具有一定热效应、空化效应等物理性能，所以，有经验的医生在做检查时会对胎儿的眼球、生殖器等敏感部位进行保护，避免较长时间的直接照射，也会避免同时启动多项功能的叠加照射，以尽量减小对胎儿的影响。

 孕早期做阴道 B 超会导致流产吗？

经阴道进行超声检查，只要掌握好适应证且操作正确，并不会比经腹部超声检查更容易造成流产。首先，整个孕期身体所要经历的一些正常活动，如大小便、行走、持物等，其冲击力远比阴道超声要大，既然这些活动都不会造成孕早期流产，那么经阴道超声也不至于造成流产；其次，腹部超声需要憋尿，早孕期往往需要腹部稍加压才能看清楚，而且因为分辨率较阴道超声差，检查时间会更加长。因此，经阴道超声并不会比腹部超声对胎儿影响大。

临床上也确实会遇到一些坚决不能接受阴道超声的患者，尤其是有复

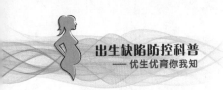
发性流产病史者，即使医生解释阴道超声相较于腹部超声，不会增加对子宫的刺激而导致流产，但因为这些患者确实有阴道超声或阴道检查后流产的经历，所以很难接受经阴道超声检查。但其实这类患者经阴道超声检查流产后出现的流产，极有可能是自然流产，只是碰巧发生的时间在经阴道超声检查后而已。

 好复杂！怎么怀孕查个 B 超还要分级别呢？

超声医生跟你聊：产前超声检查主要分为Ⅰ级、Ⅱ级、Ⅲ级、Ⅳ级四个级别：其中，Ⅰ级是最普通的，主要是测量胎儿双顶径、头围、腹围和股骨长径等生长指标，以及观察胎盘、羊水等附属结构；Ⅰ级超声检查的要求及内容都相对简单，不以排查胎儿畸形为目的；Ⅱ级、Ⅲ级超声检查主要用于孕中期胎儿结构的系统筛查，建议所有孕妈都做一次，最佳的检查时间应该安排在孕20～24周。Ⅳ级超声检查是针对性检查，主要针对某一特殊要求或目的进行详细检查，这一级别的检查是在前3个级别的基础上开展的，如胎儿超声心动图就属此范畴。国家对以上级别的产前超声检查都做了明确的规定，对医院级别、超声医师、仪器设备、检查内容等都有严格要求，尤其第Ⅲ级、Ⅳ级的超声检查是要求在具有产前诊断资格的医院，并由取得产前超声诊断资格的超声医师进行。

 从怀孕到分娩，一般需要做几次超声？

孕妈们整个孕期应至少行以下 5 次超声检查。

第一阶段：怀孕前期（6～7周）

此阶段主要了解胚胎是否着床于子宫内，排除宫外孕、葡萄胎等，同时观察孕囊的数目、胚胎着床的位置及其发育情况，确认其是否是存活的、健康的胚胎。对于有剖宫产史者（即瘢痕子宫）妊娠，需要查看孕囊与疤痕之间的位置关系，及早发现瘢痕妊娠，避免因瘢痕妊娠导致胎盘植入、阴道大量流血以及晚期的子宫破裂等严重并发症。

 第二阶段：孕早期（11周～13^{+6}周）

此阶段是孕早期的观察期，非常关键。主要检查项目是NT（颈后皮肤透明层厚度）的测量及染色体异常超声指标的观察。这个阶段的检查也可以较早发现部分严重的胎儿畸形，如果是专业水平较高的超声医生，会对胎儿大脑、脊柱、心脏、肢体等结构的严重畸形进行初步筛查。另外，如果NT值在正常范围，这一时期还要抽血做血清学指标的唐氏筛查。通过这一系列的检查，可以尽早发现问题，部分严重的问题就无须等到孕中期才发现。所以，准妈妈们一定要重视这个阶段的检查。

 第三阶段：孕中期（20～24周）

孕中期，我们会对胎儿进行全面的结构筛查。这方面的筛查是分不同级别的，一般准妈妈们所说的"大排畸"是Ⅱ级产前筛查，主要目的是排查六大畸形，包括无脑儿、严重脑膨出、严重开放性脊柱裂、严重胸腹壁缺损伴内脏外翻、单腔心、致死性软骨发育不良。这是中华人民共和国国家卫生和健康委员会要求必须在这个阶段检出的严重致死性畸形。如在这

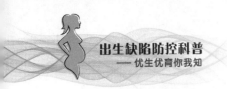
阶段发现胎儿结构存在畸形或有其他潜在问题，还需要进一步做Ⅲ级产前筛查，Ⅲ级筛查必须到具备产前诊断资质的医院进行检查。此外，还有Ⅳ级的针对性检查，比如，发现心脏畸形就需要专家级医生对胎儿心脏进行仔细的诊断和预后评估，必要时还要进行多学科会诊。在此，给广大孕妈妈科普一下，孕中期胎儿结构筛查虽然对胎儿结构检查的内容较为全面，但在这阶段做的检查中未发现异常和畸形，并不代表胎儿就已经完全健康或不会再出现畸形，仍需重视后续的随访和检查。

 第四阶段：孕晚期（28～32周）

这阶段主要是针对之前的检查进行查缺补漏，因为胎儿是一个不断发育的过程，有些问题在早期不会表现出来，到了发育后期才逐渐表现。如消化道、神经系统的一些迟发性的问题，常常是到了孕晚期才可能被发现。同时，进行这个阶段检查时我们还可以对胎儿总体的生长状况进行监测和评估。

 第五阶段：产前超声评估（足月、出生前）

36周之后至临产前的Ⅰ级超声检查，主要了解胎位、胎儿大小、胎盘、羊水等一般情况，进行产前评估，比如，小孩是不是巨大儿，头部的双顶径是否过大，羊水量是否过少，妈妈的身体条件是否足以支持顺利娩出孩子，等等。产前超声评估目的在于为临床医生选择分娩方案、产前准备、临床处置等方面提供建议与依据。

当然，以上只是常规的超声检查次数，如果在检查过程中发现异常，那就需要根据病情决定B超检查的次数了，另外，对于有NT、NF增厚、先心病患儿生育史等情况者可能还需要行胎儿超声心动图。

三维成像用来拍照片？四维成像用来拍视频？

超声医生跟你聊：现在，用于产前筛查的超声仪器一般都同时配备有三维和四维成像的功能，是否需要做要视患者的情况而定。作为医生，较多用的是二维成像，在 B 超中二维数据才是最原始、客观的图像数据，三维数据是在二维数据的基础上进行计算机重建的立体图像，并不是三维图像一定比二维图像清晰。四维成像是再加入一个时间轴参数，让三维图像实时动态播放起来。如果确实需要进行三维、四维成像来进行诊断的，需要采用三维、四维成像。有些准妈妈认为三维成像和四维成像只是用来给宝宝拍照、拍视频的，这是个错误的观念，医生选择什么样的成像模式是根据产前诊断的需要来确定的。比如，诊断唇腭裂时，用三维成像重建一个比较立体、逼真的图像，可以让临床医生和准妈妈对病变的程度有一个更加清晰、直观的了解，为宝宝日后的医治方案提供更多的参考依据。

好奇怪！明明交了彩超检查费用，为何不给我彩色照片？

超声医生跟你聊：先从大家俗称的黑白 B 超说起吧，准妈妈所见到的黑白照片是二维超声，也称 B 型超声，是目前最常用的超声技术，也是最基础、最客观的影像学诊断依据，超声医生就是通过这些黑白图像隔着肚皮来观察准妈妈肚子里的宝宝的。所谓彩超，就是彩色多普勒超声，是在黑白二维超声的基础上加入了血流的图像，在黑白画面上出现闪烁的红蓝

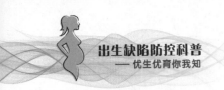
色彩，这些色彩代表血管里流动的血液，彩超的重要作用就是能观察血流情况，并不是说把宝宝的整体形态拍成彩色照片。

✔ 怎样看懂超声检查报告单？

准妈妈们拿到超声报告，往往都会一头雾水，看不懂报告里的专业名词、英文符号和测量数据等。下面，我给大家简单地画画重点。

（1）双顶径（biparietal diameter，BDP）、头围（head circumference，HC）、腹围（abdominal circumference，AC）、股骨长（femur length，FL），这四个是最主要的胎儿生长指标，其对应的数值就是它们的超声测量值，用于评估胎儿的大小和体重。

（2）羊水最大深度（amniotic fluid vertical，AFV）的正常值为 2～8 cm，羊水指数（amniotic fluid index，AFI）的正常范围为 8～25 cm。如果 AFV≥8 cm 或 AFI≥25 cm，则为羊水过多；如果 AFV≤2 cm 或 AFI≤5 cm，则为羊水过少。

（3）胎盘分为 4 级：0 级、Ⅰ级、Ⅱ级、Ⅲ级，用于评估胎盘成熟度及胎盘实质钙化程度，级数越高，表示胎盘越成熟，胎盘钙化也越明显。

（4）胎心率：正常值为 110～160 次/分，胎宝宝在妈妈肚子里的心跳频率比出生后的宝宝快很多，妈妈们无须担心。

（5）胎位：通常用 3 个字母表示胎位。第一个字母代表胎儿先露部位在骨盆的位置，即左（left）或右（right），分别用"L"或"R"表示。第二个字母，代表胎先露部位的骨头名称，如为头部，即用 occipito（枕骨）的首字母"O"来表示；如为臀部，即用 sacrococcygeal（骶骨）的首个字母"S"来表示。第三个字母，则代表先露部位在骨盆的前（A）、后（P）或横（T）的位置（分别用"A""P""T"表示）。最常见的胎位是左枕前，即用"LOA"表示。胎位在孕中期处于不断变化中，到了孕晚期32周后才基本固定，但有些调皮的宝宝或者被过多羊水环绕的宝宝，分娩前胎儿都有可能自己转动而改变胎位。

（6）报告单上关于胎儿结构描述的内容视检查的孕周、检查的级别不同而不同，报告单上没有描述的内容及胎儿结构，即未在该次检查的范围内。

详聊孕中期胎儿结构筛查超声

孕中期胎儿结构筛查超声即孕妈们非常重视又非常害怕的"大排畸"，到底是排查些什么呢？前面已提到过，因为这个环节重要、疑问多、误会多，所以在这里和大家详聊。

"大排畸"，顾名思义，就是排查胎儿发育是否有严重畸形，是中孕期胎儿系统性超声筛查的俗称。最佳的检查时间是孕20～24周，因为这个阶段胎儿的大部分器官已经发育，胎儿大小适中，宫腔空间相对较大，胎儿结构的超声显像较清晰，有利于对胎儿进行较详细全面的超声检查。适合排查胎儿有无解剖学上的畸形，系统地检查胎儿头颅、颜面部、脊柱、心脏、腹部脏器、四肢、脐带、胎盘等结构。按照中华人民共和国国家卫生健康委员会《产前诊断技术管理办法》规定，此阶段必须排查的六大类畸形为：无脑儿、严重脑膨出、严重开放性脊柱裂、严重胸腹壁缺损伴内脏外翻、单腔心、致死性软骨发育不良。临床工作中，医生除了重点关注上述六大畸形，还会仔细排查更多的胎儿畸形和发育异常的情况，如脑积水、严重唇腭裂、多种类

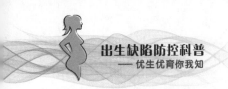
型的先天性心脏病、水肿胎等。此外，医生还会筛查关于染色体异常的超声软指标，包括胎儿颈部透明层厚度、胎儿鼻骨缺失或者发育不良、股骨短小、肠管强回声、肾盂扩张、脉络膜囊肿、心室内强回声光点等，这些超声软指标的筛查可以提高胎儿染色体异常的检出率。大家要知道，"大排畸"是排查胎儿畸形的强有力手段，可以说，产检不做大排畸是万万不能的，但是它却不是万能的！因为超声检查是一种间接检查方法，会受到孕妇腹壁厚度、羊水量和胎儿体位等多种因素影响，由于存在检查的局限性和个体差异性，目前超声筛查仅可发现60%～70%的结构异常。诊断符合率不可能达到100%。对有些先天性心脏病、单纯腭裂、手指或脚趾异常、外耳异常等检查能力不足，对功能性异常如智力、视力、听力、吞咽功能等无法查出。也就是说，大排畸并不能完全将所有的胎儿畸形都检查出来。有不少孕妈妈误认为"大排畸"是万能的，她们往往认为做了这个检查未见异常就等于宝宝一切正常，没有问题了，其实这种认识是错误的！因此，大家一定要了解胎儿大畸形超声筛查的重要性和必要性，同时也要了解检查技术存在的局限性，全力配合医生的检查。总之，希望大家记住一句话，认认真真地产检是父母亲给予宝宝的第一份爱与祝福！

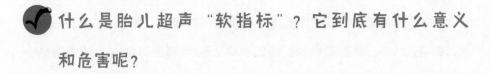 什么是胎儿超声"软指标"？它到底有什么意义和危害呢？

　　面对超声报告内容中的"染色体异常软指标"，很多准妈妈因看不懂而常常会引起一些不必要的焦虑和担忧。那么，我们接下来跟大家聊一聊关于超声软指标的一些知识吧！超声软指标是指在超声检查时发现的解剖结构非特异性微小变化，它们通常不是结构畸形或异常，在正常胎儿中也可能存在，但它们的出现代表了胎儿可能患有染色体异常，尤其是非整倍体异常的风险增加。下面，我为大家简单介绍一下常见的超声软指标及其相关的临床意义。

根据检查时胎儿孕周的不同，临床上将超声软指标分为孕早期超声软指标和孕中期超声软指标两大类。

孕早期胎儿染色体非整倍体超声软指标包括：NT、NB、静脉导管血流、三尖瓣血流。

 颈项透明层（nuchal translucency，NT）**增厚**

NT 增厚越严重染色体异常的风险值越高，特别是唐氏综合征（21－三体综合征），同时也与胎儿的心脏异常有一定的关系，因此当 NT 位于 2.5～3.0 之间时需要进行遗传咨询，结合个体的情况决定行染色体筛查或诊断方式，当 NT≥3.0 mm 时一定要找产前诊断专科医师咨询，建议行介入性产前诊断，孕中期系统筛查超声、胎儿超声心动图。

 鼻骨（nasal bone，NB）**缺失**

NB 缺失是指超声检查检测不到骨化的鼻骨，与胎儿染色体异常有关，大约60%的 21－三体综合征、53%的 18－三体综合征、45%的 13－三体综合征都存在鼻骨缺失，但是在正常胎儿中也有大约3%的概率存在鼻骨缺失，但正常人群的基数大。也就是说，正常胎儿中存在鼻骨缺失的人数是不少的，鼻骨缺失不是真正的疾病状态，胎儿鼻骨的发育还可能存在成熟延迟，孕早期超声未能显示鼻骨，有可能在孕中晚期的超声检查中就可以清晰显示。

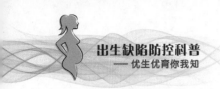

 巨膀胱

孕早期正常胎儿的膀胱长径应小于 6 mm，如果胎儿膀胱长径大于 7 mm，则考虑存在巨膀胱。若胎儿膀胱长径为 7～15 mm，则大约有25% 的概率存在染色体异常风险，以 18 – 三体综合征和 13 – 三体综合征多见。若膀胱长径达 15 mm 以上，则要考虑胎儿存在梗阻性尿道疾病的可能。

脐膨出

（1）脐膨出是指胎儿腹中线处腹壁缺损，伴随腹腔内容物疝入到脐带根部，疝出物一般多为肝脏和小肠。50%～70% 的脐膨出有伴发胎儿结构异常，以心脏畸形和消化道畸形多见，因此，发现脐膨出时，医生会建议进一步行胎儿心脏的超声检查。另外，脐膨出与 18 – 三体综合征等染色体异常也密切相关。

（2）孕中期胎儿染色体非整体体超声软指标包括脉络丛囊肿、侧脑室增宽、后颅窝池扩大，颈部皮肤皱褶、胎儿鼻骨发育不良或缺如、右锁骨下动脉迷走、心内强回声点、肾盂分离、肠管回声增强、长骨短小、单脐动脉等。

有些超声报道报告中会标记为"潜在染色体异常软指标：……"，有些孕妈拿到报告后一脸焦虑地问："曾医生，快给我看看，这里写的潜在染色体异常软指标是不是说我的宝宝染色体有问题?"这时我会告诉她：你看，报告中描述的是这个时期潜在染色体异常软指标，后面有列出的这些：胎儿颈项皱褶增厚，……是指这些超声指标的出现或数值的异常提示胎儿染色体异常的潜在风险增加，尤其是非整倍体比如唐氏综合征的患病风险增加，你看你的这些指标都写的是未发现，测量的数值都在正常范围内，所以不用紧张。如有异常会出现在下超声结论的"超声提示"中。即使提示有超声软指标异常，也不是说胎儿就有问题，遗传咨询的医生会结合你的具体情况及检查报告给出相对应的处理建议。

当孕中期出现下列超声软指标时需要找专科医生咨询：

 颈项皱褶（nuchal folder, NF）**增厚**

NF 增厚是指孕 18～24 周期间，NF >6.0 mm，则视为 NF 增厚。其与胎儿心脏先天性缺陷密切相关，还会增加染色体微重复或微缺失的风险，与 Noonan 综合征等一些罕见的遗传综合征也存在一定的相关性。同时，NF 增厚需要观察后续是否发展为颈部水囊瘤，排除胎儿水肿的可能。

 单脐动脉（single umblical artery, SUA）

正常脐带内含有两条脐动脉和一条脐静脉。单脐动脉指只有一条脐动脉，一侧脐动脉缺失，发生率约为 1%，以右侧脐动脉缺失较多见。单脐动脉可以单发，但是合并染色体异常及其他畸形的也不少见，约 50% 的 18 - 三体儿和 10%～50% 的 13 - 三体儿伴有单脐动脉。发生心脏畸形、肾脏畸形和胎儿发育迟缓的风险也显著增加。临床上推荐进一步行胎儿超声心动图检查。

 侧脑室增宽（ventriculomegaly, VM）

侧脑室宽度超过 10 mm 就应警惕存在脑室扩张积液，需要密切随访。10 mm <侧脑室宽度 <12 mm 称为轻度侧脑室增宽，12～15 mm 为中度侧

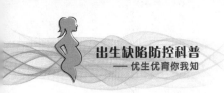

脑室增宽，侧脑室宽度≥15 mm 称为重度侧脑室增宽或称为脑积水。孤立性轻度脑室增宽与胎儿染色体异常相关，以 21－三体儿多见。发现胎儿侧脑室增宽需要做进一步详细检查，排除颅内外病变，如胼胝体缺失、脊柱裂、心脏畸形等，必要时需结合胎儿 MRI 检查。

 脉络丛囊肿（choroid plexus cyst，CPC）

CPC 是指侧脑室脉络丛中出现 2 mm 以上的囊肿样结构，可单发或多发，可单侧或双侧，有 1%～3% 的正常胎儿在中孕期超声检查中可发现 CPC，约 95% 以上的 CPC 在孕 28 周前会自然消退。CPC 与 18－三体相关，大约 50% 的 18－三体胎儿会出现脉络丛囊肿。因此，发现 CPC 时需注意排查 18－三体综合征相关的异常指标。CPC 本身不会造成胎儿发育异常，如仅存在脉络丛囊肿一项软指标一般不会增加胎儿染色体异常风险。

 轻度肾盂扩张（mild pyelectasis，MP）

MP 是指孕中期超声检查时，在肾脏横切面测量的肾盂前后径超过 4 mm。约 3% 的正常胎儿在孕中期可出现 MP，多为一过性或生理性，在孕晚期的超声检查中常不再出现。但 MP 与大约 17% 的 21－三体儿有相关性。

 心室内强回声光斑（echogenic intracardiac focus，EIF）

EIF 是指超声检查时，胎儿心脏四腔心图像上、心室腔内出现的点状孤立灶性强回声，其回声强度近似于胎儿骨骼（肋骨），可单发也可多发，左室最多见。大部分 EIF 随孕期增加逐渐减弱，一部分可在孕晚期消失，其产生可能与乳头肌腱索炎症、增厚、钙化有关，本身无碍健康和心脏功能，属正常变异。正常妊娠中孕期超声显示，EIF 发生率为 2%～5%，21－三体儿中检出率为 16%～30%，13－三体儿中检出率约为 39%。孤立存在 EIF 时出现胎儿异常的概率较低，如伴发其他超声异常则风险增加，需综合考虑，并建议行胎儿超声心动图检查。

 肠管强回声（echogenic bowel，EB）

EB 表现为胎儿肠管局部或多发区域显示回声增强，其回声强度接近或高于骨骼回声，不是一种疾病，而是一种声像图表现，常见于孕中期胎儿的小肠和孕晚期胎儿的结肠。在正常孕中期的胎儿中，仅 0.6% 可出现 EB，大约 15% 的 21－三体综合征的胎儿会出现 EB，部分检出肠管强回声的胎儿被证实存在病理改变，如染色体异常、消化道畸形、肠梗阻、胎粪性腹膜炎、囊性纤维化、羊膜腔内出血等。需要强调的是，肠管内强回声与宫内感染密切相关，需结合母体血浆检查，明确是否有近期巨细胞病毒、弓形虫等感染，建议必要时行羊膜腔穿刺确定胎儿染色体核型及有无宫内感染指标。

 长骨短小

长骨短小是指长骨（股骨/肱骨）长度小于期望值的90%或小于标准长度的第2.5百分位数。

肱骨或股骨缩短与染色体异常的风险增加有关，尤其是 21－三体综合征。长骨短小还是胎儿宫内生长迟缓的早期警报，且可能增加早产风险，临床上需加强监测并适时进行产科处理。如出现长骨明显缩短或形态异常，则提示胎儿骨骼发育不良可能，需进一步检查明确诊断。

以上就是孕早期及孕中期超声检查中常用的超声软指标，当然还有鼻

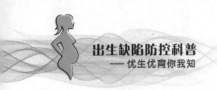
骨发育不良、锁骨下动脉闭塞等需要到专科咨询。它们作为胎儿染色体非整倍体的标志物，是临床上进行产前遗传咨询的依据。但大家要明白，出现软指标并不一定提示胎儿具有遗传学异常，更不是预测妊娠结果不良的孤立指标。但是，超声软指标需要被重视和被评估，发现一个软指标时需要积极寻找有无同时存在其他软指标。若同时存在两种以上超声软指标或合并其他异常情况，建议考虑进行介入性产前诊断和遗传学分析。同时，动态的超声监测也是非常必要的。

还有些超声标记物，如胎儿"双泡征"的出现提示胎儿十二指肠闭锁，胃泡出现在胸腔提示膈疝，这些涉及胎儿结构异常。

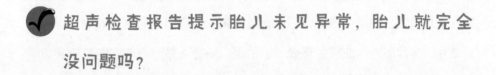

✔ 超声检查报告提示胎儿未见异常，胎儿就完全没问题吗？

我们常常看到超声报告单上的底部有些小字体说明——本次超声检查主要检查报告中"超声描述"的内容，没有描述的胎儿结构不在本次超声检查范围内，本次超声检查结果"未见明显异常"不代表"一切正常"。准妈妈们看到这些字眼，不免心里会嘀咕：怎么回事？这到底说的是正常还是不正常呢？

其实，规范的医院在做产前超声检查之前，都会准备一份与该次检查项目相对应的产前超声检查知情同意书，让准妈妈仔细阅读并签字，知情同意书里面会介绍产前超声检查的一些局限性。比如，会告知Ⅱ级、Ⅲ级产前筛查由于技术条件所限，胎儿的耳朵、皮肤、甲状腺、内外生殖器等均不在超声检查范围内；胎儿四腔心未见异常只能排除50%～70%的先天性心脏病；超声无法检测胎儿器官功能性病变。（如智力、视力、听力等）；超声无法诊断胎儿的染色体。这里，很有必要跟大家详细科普一下。

（1）超声检查是一种间接的诊断方法，它有一定的局限性，超声诊断胎儿畸形，是从形态学角度来观察的，胎儿必须存在解剖结构上的畸形，且畸形必须明显到足以在超声影像中显现和能够分辨。

（2）胎儿生长发育是一个逐渐成熟的过程，每一次超声检查结果只能代表当时胎儿的发育状况。而胎儿畸形的形成是一个动态发展的过程，在没有发展到一定阶段或程度时，有可能不会在超声影像中显示。有些胎儿畸形在孕早中期不出现，表现为正常声像图，而到孕晚期才逐步表现出来。比如，胎儿侧脑室扩张等神经系统表现往往在孕 28 周之后才出现。

（3）超声检查的准确性受到多种因素的影响，比如，母体腹壁的脂肪厚度、孕周、胎位、羊水量、胎动等，某些部位受上述条件限制就会显示不清楚，也就不能排除其存在异常的可能性。

经过笔者这样讲述，大家是否对孕期超声报告的解读有所了解？再给大家划划重点：超声检查报告提示胎儿未见明显异常，并不代表胎儿就一切正常，需要多方面监测和动态观察。

5　染色体是什么？染色体、DNA 与基因的关系？

生命的孕育充满了各种可能性，染色体和基因作为"看不见"的主角，操控着生命的形成，并与每个人的健康息息相关。但是，现实中很多人会

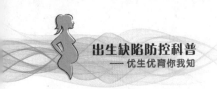

以为染色体就是基因，拿到唐筛高风险报告的准妈妈常常会有"我们上下几代都没有遗传病，基因都没有问题啊"的疑惑。前面也已提到染色体、21-三体等概念，在了解21-三体之前我们先要了解染色体到底是什么以及与DNA及基因的关系。请继续往下看：

染色体（chromosome）是细胞核中载有遗传信息的物质，在显微镜下呈圆柱状或杆状，主要由DNA和蛋白质组成，在细胞发生有丝分裂时期容易被碱性染料（如龙胆紫和醋酸洋红）着色，因此而得名。染色体主要由DNA和蛋白质组成。如图3-1所示。

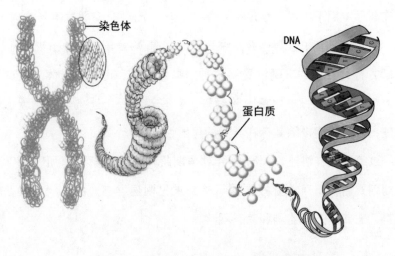

图3-1　染色体、DNA和蛋白质组成示意

人体的体细胞染色体数目为23对，其中22对为男女所共有，称为常染色体（autosome）；另外一对为决定性别的染色体，男女不同，称为性染色体（sex chromosome），男性为XY，女性为XX。生殖细胞是单倍体，男性生殖细胞染色体的组成：22条常染色体+X或Y。女性生殖细胞染色体的组成：22条常染色体+X，受精卵形成后为46，XX或者46，XY。

染色体核型分析是指将获得的细胞培养，在细胞分裂中期采用秋水仙素阻断分裂，然后制片获得染色体，并采用显微镜进行计数技术、排序、染色体结构和形态学对比等进行分析。该方法适用于染色体数目异常和大片段结构异常的检查，是传统、经典的方法，所观察到的结果就是我们通常说的染色体核型分析。正常男性染色体核型分析为：46，XY；女性染色体核型分析为：46，XX。如图3－2、图3－3所示。

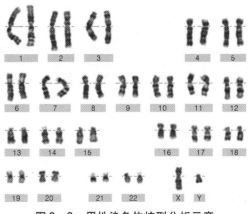

图3－2　男性染色体核型分析示意

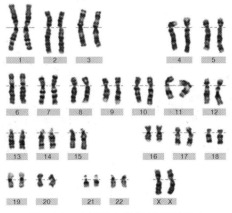

图3－3　女性染色体核型分析示意

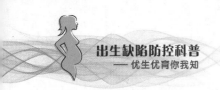

DNA，即脱氧核糖核酸（deoxyribonucleic acid），又称去氧核糖核酸，是染色体的主要成分，是基因的物质基础；DNA 携带有合成 RNA 和蛋白质所必需的遗传信息，是生物体发育和正常运作必不可少的生物大分子；由碱基、脱氧核糖和磷酸构成。其中，碱基有 4 种：腺嘌呤（A）、鸟嘌呤（G）、胸腺嘧啶（T）和胞嘧啶（C）。

基因（遗传因子）是产生一条多肽链或功能 RNA 所需的全部核苷酸序列（DNA 片段），是遗传的基本单元。可以简单理解为好长一段 DNA 链中比较特殊的某段。生物体的生、长、衰、病、老、死等一切生命现象都与基因有关。它也是决定生命健康的内在因素。

染色体、DNA 与基因三者是互相包含的关系。染色体存在于细胞核中，染色体是由 DNA 双螺旋结构与组蛋白缠绕，形成串珠状纤维；进一步螺旋化形成螺线管，再进一步螺旋化形成超螺线管，最后进一步缠绕和折叠形成"印象"中的染色体。而 DNA 片段中含有的具有遗传效应（控制生物性状）的片段就是基因，所以说，染色体是主要遗传物质基因的主要载体。

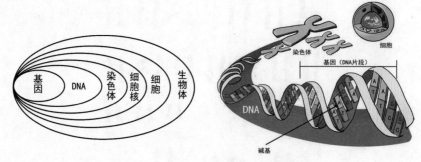

图3-4　染色体、基因、DNA 的关系

6 唐氏综合征、唐氏筛查是什么？为什么所有孕妇都要筛查21－三体，而不筛查其他的染色体？唐氏综合征是怎么发生的呢？

不知大家有没有听说过被称为"天才指挥家"舟舟的相关报道，他是典型的唐氏患儿，虽然他通过后天的一些特定环境的训练掌握了一定的技能，但是他及其家庭面临的各种困境并未被外人所真正了解，而很多唐氏患儿并没能像舟舟那样能在某种程度上掌握一门技能。

唐氏即唐氏综合征（down syndrome, DS），也叫先天愚型，最早由英国医生 John Landon down 报道，因此得名。该综合征最显著的临床表现是智力低下，因此也得名"先天愚型"。前面讲了正常人的体细胞中染色体是 46 条，共 23 对，表示为 46, XX 或 46, XY。该病是患者体内多了一条 21 号染色体导致的，核型为"47, XX, +21（女）"或"47, XY, +21（男）"。正常人 21 号染色体为 2 条，而唐氏患者为 3 条，因此又称为 21－三体综合征。唐氏综合征是目前最为常见的染色体病，新生儿的发生率为 1/1000～2/1000，占小儿染色体病的 70%～80%，而且很多情况下与父母的核型无关。也就是说，即使夫妇双方都健康，甚至直系亲属也都健康，也有可能生出唐氏患儿。60% 的唐氏患儿在胚胎早期即流产，若存活者主要表现有明显的智力落后、特殊面容、生长发育障碍和多发畸形，大部分生活无法自理。此外，唐氏患儿通常免疫力低下，易患白血病，平均存活

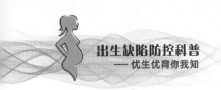

年龄只有 16 岁。时至今日依然没有有效的治疗手段，仅能进行对症治疗，并对患者进行细心照料和适当训练，这需要大量的精力和财力，对于一般家庭来说是个不小的负担。目前，可以通过特定的筛查和诊断技术在产前来筛查和诊断该类患儿。常见的表型特征如图 3 –5 所示。

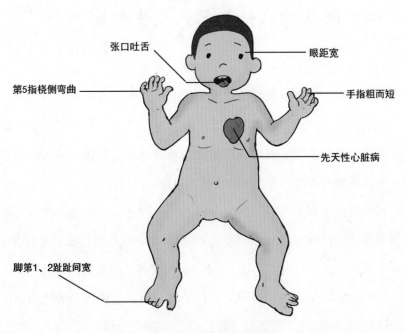

图 3 –5　唐氏患儿的常见表型特征

✔ 为什么所有人要做唐氏筛查，而不筛查其他的染色体呢？

21 号染色体长 48 mb，包含 233 个编码基因，占所有染色体的 1.55%，编码基因是相对少的，所以21 –三体在胎儿期超声下可能没有典型的表现，一部分能足月分娩，但是生下来后会有明显的智力障碍、免疫力低下、心脏畸形等问题，会给家庭及社会带来极大的负担，而对于其他染色体，如22－三体、16－三体等在早孕期基本上都会通过自然流产而被淘汰。而18－三体、13－三体也类似21－三体，也可能妊娠到足月活产，但是后两者一般情况下都会伴发胎儿多发的结构畸形，所以对18－三体、13－三体而言，超声筛查也还是很有效的一道筛查关卡。

 ## 唐氏综合征是怎么发生的呢？

　　21－三体综合征分为标准型、易位型、部分－三体型、嵌合体型。

　　21－三体的发生机制多系因亲代（多数为母方）的生殖细胞在减数分裂时，染色体不分离所致。这种人们所熟知的致病起因是最常见的一种方式。约95％的病例是由此造成的（形成机制如图3－6所示）。（注：减数分裂是指体细胞分裂形成染色体数目减半的生殖细胞的过程，染色体分离出现在减数第一次分裂后期和减数第二次分裂后期。）唐氏患儿特征性面容和染色体核型如图3－7所示。

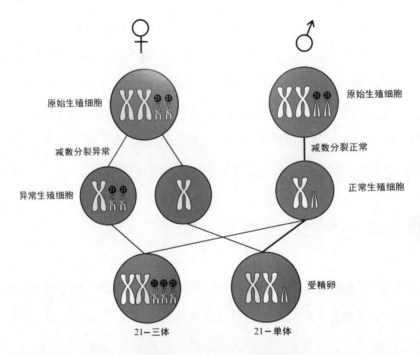

图 3－6　夫妻核型正常的 21－三体胚胎形成机制

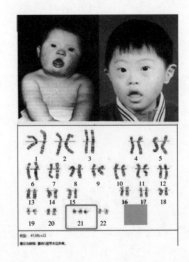

图 3－7　唐氏患儿特征性面容和染色体核型（图片来自网络）

随着年龄增大，孕妇的卵子质量下降，减数分裂过程中染色体发生不分离的概率增加，唐氏综合征发生的可能性越大。《中华人民共和国母婴保健法》规定：预产期年龄超过 35 岁的孕妇，建议进行介入性产前诊断。

在对正常二倍体（染色体核型正常）父母屡生 21 –三体儿的家族研究中发现，父母生殖细胞存在的嵌合 21 –三体细胞系及母源 21 号染色体的单亲二体也是发生 21 –三体的原因。易位型可由父母之一为 21 号染色体平衡易位携带者遗传而来。除有染色体易位外，双亲外周血淋巴细胞核型大都正常。对于特殊类型的 21 –三体发生机制这里就不详述了。综上，产前筛查及必要的产前诊断是检出该病的重要方法！关于 NT 的疑问太多，下面我再详述。

7 NT 筛查是什么？NT 可以筛查唐氏综合征吗？关于 NT 的常见疑问解答

准妈妈做了早孕期检查后，会被告知下一步需抽血完善产前筛查，及去预约 NT 筛查超声，部分准妈妈会一脸迷惑地问："啊，又要做 B 超？什么时候做？NT 是什么？"其实前面已经有两处提到了它，那么 NT 到底是一个什么样的神秘检查呢？请看下文详解。

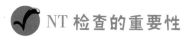 NT 检查的重要性

前文已经说明过唐氏综合征的危害及唐氏筛查的重要性。NT 就是早期

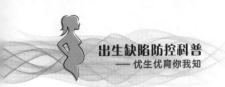
发现胎儿异常的一种非常有效的无创影像学方法。通过定量分析检测指标来预测胎儿是否存在某种缺陷，尤其是染色体异常，如唐氏综合征，还可以排查严重的先天性心脏病、无脑儿等部分严重的结构异常问题，以及一些其他的缺陷。如果准妈妈由于各种原因错过孕早期 NT 筛查，又不能接受无创 DNA 检测，此时可以选择孕中期唐氏筛查，但中期唐氏筛查只能检出60% 的唐氏患儿。也就是说，如果只做中期唐氏筛查，而唐氏患儿超声检查时又没有发现任何异常，那么大概 40% 的唐氏患儿会被漏诊。

那么，到底什么是 NT 检查呢？

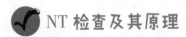 NT 检查及其原理

NT 是 nuchal translucency（颈项透明层）的缩写，指胎儿颈椎水平冠状切面皮肤至皮下软组织之间的最大厚度。正常胎儿存在此透明区，代表胎儿生理性新陈代谢所产生的液体积存。正常情况下，胎儿颈部淋巴管与颈静脉窦在孕 10 ~ 14 周相通，少量淋巴液积聚在颈部，出现短暂回流障碍，形成暂时性的颈部透明带，反映在超声征象上即为胎儿颈后皮下组织内无回声带。

孕早期胎儿均具有正常的超声特征，由颈部淋巴结暂时性回流异常造成。当孕周超过 14 周后，胎儿颈淋巴管与颈静脉窦相通，NT 可能消退。若胎儿染色体或组织结构发生异常，可能延长两者相通时间甚至无法相通，均可影响淋巴液回流情况，从而使 NT 异常。早期淋巴系统可出现暂时性发育异常，随着淋巴系统发育的不断完善，堆积的淋巴液出现引流现象，促进增厚的 NT 消退。

所以说，NT 的厚度可以作为染色体异常等疾病的参考指标。NT 检查就是通过对胎儿正常生理发育过程中颈部淋巴液的变化来评估胎儿是否有发育异常。

 NT 检查如何做？为什么说 NT 可以筛查唐氏综合征？

临床 NT 检查中，为了更准确地得到检查结果，应当取胎儿的正中矢切面，并在胎儿姿势相对自然的情况下进行 NT 测量，同时还应将冻结图像放大到能准确显示胎儿头部及上胸的位置，结合胎儿皮肤与颈椎上的软组织之间的距离较为开阔的透明地带进行测量，并小心地分辨胎儿皮肤与羊膜之间的差异，因此，有时候由于宝宝在宫内所处位置的问题，需要准妈妈站起来活动后再次进行测量。

NT 测量人员应受过专业技术培训才能保证 NT 测量的准确性。当 NT 增厚时还应关注其他一些染色体异常的超声指标。除 NT 增厚外，60%～70%的唐氏患儿缺乏鼻骨，25%的唐氏患儿上颌较短，80%的唐氏患儿静脉导管血流波形异常或有三尖瓣返流，所以说 NT 也是筛查唐氏患儿的一个重要指标。在 18－三体、13－三体、三倍体患儿中可能合并其他一些多发畸形。

那么，准妈妈是不是任何时候都可以测 NT 厚度呢？其实不然，NT 检查有自己的时间窗。

 NT 检查的时机

颈项透明层改变同孕妇孕周呈现出显著相关性。伴随着孕周的逐渐增

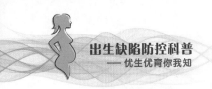

加，正常颈项透明层厚度呈现出较为明显的增加，在孕妇妊娠大于 14 周时，胎儿淋巴系统会呈现出快速发育的现象，通过颈内静脉将颈部后淋巴液进行引流，从而使得颈项透明层呈现出逐渐消退的情况。而在孕 11 周之前，胎儿淋巴系统还没有发育完善，体型太小，很难测量 NT 值。

所以，NT 检查需要在孕 11～13^{+6} 周时进行，测量时，头臀径（crown rump length，CRL）应为 45～84 mm，如图 3–8 所示。

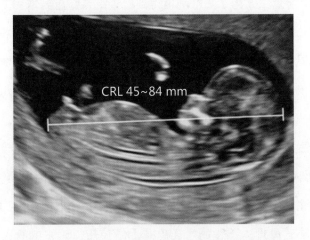

CRL 45~84 mm

图 3–8　胎儿 CRL 的测量超声图像（正常头臀径范围）

在合适的时间窗内做了 NT，拿到了 NT 的检查结果就万事大吉了吗？当然不是。我们需要根据不同的检查结果及准妈妈不同的情况采取不同的检查方案。当 NT 结果正常，且没有其他高危因素时，可以按常规筛查流程进行；当 NT 结果异常时，便需要进行遗传咨询、全面筛查及产前诊断。

NT 厚度异常时的意义及下一步该如何处理

NT 值一般不大于 2.5 mm，但是会随孕周的增加而增厚。当 NT 值大于相应 CRL 的第 95 百分位数时称为 NT 增厚，国内普遍把 NT >3.0 mm 定义为 NT 增厚。NT 增厚越明显，发生胎儿结构异常与染色体异常的概率越大。其中，最常见的是染色体数目异常，其次还可能有微缺失、微重复综合征、胎儿心脏畸形，以及一些单基因遗传病，如努南综合征（Noonan syndrome）。NT 增厚的原因主要与唐氏综合征胎儿颈部皮肤细胞外透明基质增加、先天性心脏畸形胎儿心功能衰竭、淋巴液过多聚集于颈部等有关。染色体异常是引起新生儿出生缺陷的重要原因。

当 NT 值明显异常时应根据准妈妈的情况选择绒毛活检取样、羊膜腔穿刺，进行胎儿染色体核型分析、染色体微阵列分析（chromosomal microarray analysis，CMA），甚至进行外显子测序以排除胎儿遗传因素所致，有时还需要排除 TORCH 感染等。另外，孕中期需要进行胎儿结构系统筛查、胎儿超声心动图检查。

在孕早期（孕 11 ～ 13^{+6} 周）超声测量胎儿结构异常与染色体异常的众多指标中，NT 厚度测量已经成为胎儿染色体异常诊断中灵敏度和特异度均较高的超声指标。NT 正常与异常的超声图像如图 3 -9 所示。

综上所述，准妈妈在 11 ～ 13^{+6} 周期间进行超声检查，有利于对染色体疾病甚至少数单基因疾病的筛查，同时也可以对大的结构畸形进行筛查，是产前筛查中较为科学、合理的重要手段，有利于降低出生缺陷的发生率，已在临床上推广应用。

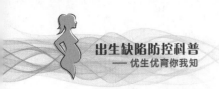

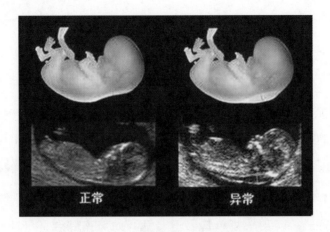

图3-9　NT正常与异常的超声图像

　　NT检查是产前必做的一项重要检查，其目的是筛查胎儿严重的畸形及遗传变异。当NT厚度正常时，距离健康宝宝的出生就更进一步啦！尤其是对既往有过不良孕产史的准妈妈，NT检查是本次妊娠需要经过的第一道关。

8　唐氏筛查要怎么做？做了唐氏筛查就不会生唐氏宝宝了吗？除了唐氏筛查还有什么检查或许可以阻断唐氏患儿的出生？

　　前面讲过唐氏综合征人群中的发生率约为1/800，在新生儿中的发生率为1/1000～2/1000，在高龄妊娠人群中的发生率更高，除了父母染色体平衡易位外，染色体正常的夫妇也有可能生出唐氏患儿。接下来，我用在门诊中遇到的真实病例和大家聊聊唐氏综合征及其如何筛查。

那是一个让我印象特别深刻的 27 岁的妈妈，听到叫她的名字后急匆匆地拿着病例和几张检查报告交给我，眉毛紧锁、言语中充满焦虑和疑惑地问我："医生，您快给我看看，为什么我所有检查都正常，却生了一个唐氏宝宝，我还能不能生正常的宝宝啊？都不敢生了。"她一边说一边翻开手机给我看她的唐氏宝宝的照片、视频（可以见到明显的眼距增宽）和宝宝的外周血染色体核型报告（47，XY，+21），给我讲述孩子出生后因免疫力低下经常需要住院治疗，自己也无法工作，家中矛盾不断等，此时其丈夫还在一旁责怪她孕前拍了胸片等。

见此情景，我一边安慰她一边仔细地看了她的诊疗记录。检查资料显示，这位妈妈孕期不定期产检，且产检无定点医院，错过了早孕期的 NT 筛查超声及早期唐氏筛查，孕 16 周在某三甲医院行中期唐氏筛查提示低风险，孕 23 周在另一家医院行胎儿系统筛查超声结果未提示异常，胎儿 28 周超声也没提示异常，除了孕 32 周一次超声提示羊水最大径线 82 mm（稍大于正常值 80 mm）外，其余多次超声均未发现胎儿其他异常，孕 38 周自然分娩，胎儿体重 3.3 kg，因面容疑似唐氏患儿行外周血染色体核型分析后确诊为唐氏综合征患儿。

就这个病例，如果她做了 NT 筛查及早期唐氏筛查发现了指标异常而进行了进一步的诊断，那么这个悲剧或许是可以避免的。这个真实的例子再次给我们提了个醒，大家一定要理解按时产检的重要性并结合不同时期的检查，如 NT 超声筛查、早孕期血清学唐氏筛查、中孕期超声，根据常规检查结果，必要时进一步检查、诊断，这样才能尽可能避免这种严重的出生缺陷儿的出生。

当然，我们也需要清楚地知道：唐氏筛查的局限性及假阴性（也就是

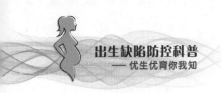

说漏检）是确实存在的，而且漏检率还不低，超声确实也不能发现所有的唐氏患儿。在网上搜索可以看到各项产检无异常（NT、唐氏、超声）仍生下唐氏患儿的案例，同样也有无创 DNA 低风险生下唐氏患儿的案例。那么到底要怎么查呢？怎样才能确诊胎儿是否是唐氏患儿呢？请继续往下看：

 唐氏筛查是什么？ 怎么做？

唐氏筛查是唐氏综合征产前筛选检查的简称，也称胎儿染色体异常筛查。胎儿染色体异常筛查主要通过孕妇血清标志物，超声筛查胎儿体表及重要脏器发现高风险孕妇，对高风险孕妇进行后续的诊断性检查。通过这些筛查可以发现一部分 21 – 三体、18 – 三体、13 – 三体及神经管缺陷胎儿。

前面讲过 11～13^{+6} 周 NT 超声筛查是唐氏筛查的第一步，可以通过筛查 NT 的厚度以及早孕期的一些软指标，评估胎儿是否为唐氏患儿的风险。

唐氏血清学筛查是通过抽取准妈妈的静脉血进行特殊生化项目检测的，根据准妈妈的年龄、体重、孕周、超声等参数计算患唐氏患儿的风险。我们平常说的早期唐氏筛查、中期唐筛很多时候都是指血清学的唐氏筛查。

 目前唐氏综合征的血清学筛查方法

（1）联合筛查：早孕（11～13^{+6} 周）超声测定胎儿颈后透明层（NT）厚度，结合孕妇血清游离 β-HCG 和妊娠相关血浆蛋白 A（PAPP-A）水平以及孕妇年龄以计算胎儿患唐氏综合征的风险。

（2）孕中期二联筛查：指以中孕期（15～20^{+6}周）血清甲胎蛋白（alpha fetoprotein，AFP）和游离 β-HCG 为指标，结合孕妇年龄等参数计算胎儿患唐氏综合征风险的方法。

（3）三联筛查：以中孕（15～20^{+6}周）血清 AFP、游离 β-HCG、非结合雌三醇（μE3）为指标，结合孕妇年龄等参数计算胎儿患唐氏综合征风险的联合筛查方法。

（4）据报道，早孕 NT＋β-HCG＋PAPP-A 检出率可达 86％左右，中孕二联筛查检出率为 60％～70％，中孕三联筛查检出率为 78％。

（5）还有开展早中孕联合筛查的方法以及序贯筛查，检出率接近 90％。

笔者在这里也提醒大家，唐氏筛查不是 16 周开始啊，经常会有准妈妈16 周后才过来做唐氏筛查，被问到为什么没有做早期唐氏筛查的时候还一脸疑惑地问"唐氏筛查不是 16 周开始做吗?"对这种信息来源表示疑惑。正确的时间是：孕 11～13^{+6}周，NT 筛查后的 24 小时内。

唐氏筛查的方法

唐氏筛查的方法包括 NT 超声筛查的内容以及孕中期筛查超声的一些软指标，甚至晚孕期出现的羊水过多、羊水过少、生长受限等表现，当发现这些超声异常时，建议及时行介入性产前诊断，及时发现异常。

有时 NT 值、鼻骨以及其他一些软指标，血清学筛查甚至孕中期超声软指标、孕晚期超声的一些发现也是一些信号，当然并不是所有的轻微异常都是跟唐氏患儿很相关的。

相信看到这里大家对唐氏筛查有一个比较全面的理解了。接下来会讲

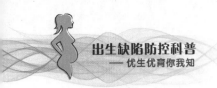

到被称为高级版的唐氏筛查，即大家俗称的无创 DNA 检测。

 唐氏筛查结果高风险怎么办？

唐氏筛查的结果是以风险值表示的，在"风险"这一栏，一共罗列了 3 种疾病的风险值，分别是 21 - 三体综合征、18 - 三体综合征、开放性神经管缺陷（中孕）风险值。

21 - 三体及 18 - 三体筛查的结果以低风险、临界风险或高风险呈现。

开放性脊柱裂的风险值以高风险或低风险呈现（中期唐氏筛查）。

这 3 种疾病的风险判断是独立的，相互之间不存在联系。

当唐氏筛查结果显示 21 - 三体或 18 - 三体为高风险或者临界风险值时，孕妈妈也别过于紧张，这时能表明胎儿患唐氏综合征的概率高于截断值，并不一定表示胎儿就是唐氏患儿，21 - 三体、18 - 三体筛查高风险前者建议行羊水穿刺明确诊断，有禁忌证的可以在知情同意的情况下酌情考虑行无创 DNA 检测，21 - 三体、18 - 三体临界风险者或者可以选择无创 DNA 或者羊水穿刺。中期唐氏筛查报告中开放性神经管缺陷筛查为高风险值时，主要通过孕中期系统筛查超声来筛查、诊断，当然，如有其他指征也可通过羊水穿刺查胎儿 AFP 值来协助判断是否存在开放性脊柱裂的风险。

9 孕晚期较常见的超声异常答疑

 什么是孕晚期胎儿侧脑室增宽？如何处理？

胎儿侧脑室宽度，指的是侧脑室体部的宽度，是产前超声筛查中最常见的神经系统异常指标之一。孕晚期胎儿侧脑室增宽发生率为 0.78% ～ 2.2%。如果产前发现胎儿侧脑室增宽，应进行系统超声检查及产前诊断咨询，并进行动态超声检测来区分侧脑室增宽的程度。影响预后的主要因素取决于病因，处理原则依赖于诊断的孕周和是否存在其他畸形及产前诊断结果。

对于胎儿侧脑室的宽度，临床上通常有以下四个定义：①正常，侧脑室宽度小于 10 mm；②轻度增宽，侧脑室宽度为 10 ～ 12 mm；③中度增宽，侧脑室宽度为 12 ～ 15 mm；④重度增宽，侧脑室宽度大于 15 mm。

诊断为脑室增宽时建议进行介入性产前诊断，推荐检测项目包括：染色体核型分析、CMA、TORCH 相关检查等。必要时可联合小儿神经内科、神经外科、遗传学科等学科进行多学科会诊。确诊后应由有产前诊断资质的专科医生跟孕妇及家属进行有效的遗传咨询。目前，对于胎儿侧脑室增宽的产前干预未形成推荐意见，分娩方式的选择遵循产科原则。

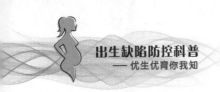
胎儿肾盂分离及肾积水？

在异常的产前超声检查报告中提示的肾盂分离，绝大多数情况属于较轻的生理性改变而无明显的临床意义。据文献报道，正常胎儿孕期超声发现胎儿轻度肾盂分离的发生率为 1%～5%。生理性和病理性肾积水需要动态超声观察，目前比较公认的超声指标为孕 24 周前肾盂前后径（antero-posterior diameter，APD）大于 4 mm，孕 33 周后大于或等于 7 mm。也有学者认为，妊娠 30 周后轻、中、重度肾积水的胎儿肾盂 APD 直径分别为 5～8 mm、9～15 mm、大于 15 mm，其病因包括准妈妈水化治疗、各种原因导致的胎儿尿路梗阻、胎儿肾脏发育不良、胎儿肾脏超滤过、代谢内分泌影响等。建议进行介入性产前诊断，对染色体核型、TORCH、基因芯片等进行检测，并请小儿泌尿外科专家会诊以评估病情及预后。其对应处理因病因不同、病情程度不同、是否存在合并症而各异。

超声下胎儿四肢短小如何进行临床分析？

妊娠早期发现的胎儿四肢短小多数是致命的骨骼发育不良，而中晚期发现的骨骼发育不良，多数不构成致命威胁，可于后期产检继续评估。胎儿四肢短小目前主要包括 3 种疾病：①致死性骨骼发育不良，由 FGFR3 基因突变引起，超声特征为严重的短肢畸形，躯干长度正常，胸廓狭长，短指和扁平椎。②软骨发育不良，非致命性，也和 FGFR3 基因突变有关，其超声表现特点：胎龄 3 个月前产检提示胎儿可能检查结果正常，但事实上，胎儿身体的各个部位软骨发育可能已经异常了。孕 3 个月后，超声提示肢体短小，主要是长骨，特别是股骨的短小，其外形可能正常，但长度低于正常孕周长度，还可以合并短指，四肢弯曲，头围增大，伴前额和面中部发育不良，腹部膨隆等。③成骨发育不全，有致命或致残性，超声表现为明确的宫内胎儿骨皮质不连续，呈一处或多处的骨折并在骨折愈合处形成不同时期的骨痂。同时，导致胎儿肢体变形、肢体变短，面部、肋骨、胸腔变形，骨质变薄。出现厚薄不一的情况，当然胎儿期也不一定表型特别明显，大部分病例的遗传学特征为常染色体显性遗传；需要了解详细的家族史及三代内血亲的情况。特别需要直系亲属的身高、耳聋、巩膜颜色，以及是否有骨折病史等信息，也可以建议直系亲属行 X 线、MRI 等辅助诊断。行介入性产前诊断针对 COLIA1、COLIA2 基因的分子遗传学诊断是当前该病的主要产前诊断手段之一。

小头畸形的诊断

小头畸形的特点是头围比正常值小，一般以小于 2 个标准差为界限，临床意义在于它与脑组织容量小相关。产前诊断对于诊断小头畸形有很大的局限性。发病原因可能与染色体数目异常、微缺失、微重复以及基因突变有关，也可能与胎儿宫内缺氧，先天感染、接触 X 线或致畸物等有关。目前建议的产前诊断项目为染色体核型分析、CMA、TORCH、MRI 等，阴性者可考虑行外显子测序。当头围小于 3 个标准差时具有临床意义。目前儿科的资料提示头围在 −2SD ～ −3SD 之间的孩子中，10% ～ 30% 的小头畸形伴有智力低下；头围在 −3SD 以下者比例上升到 50% ～ 60%，但这些数字

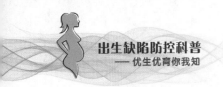

不适用于胎儿。如果除了头小以外未发现其他异常，应详细调查家族史，包括近亲和胎儿父母及其同胞的头围测量，孕妇是否饮酒或其他物质的接触情况。

10 关于双胎妊娠

这里笔者简单提一下关于双胎妊娠的几个注意事项：得知双胎妊娠的准爸爸、准妈妈收到意外惊喜的同时，也要更加注意双胎的各项产检时间节点，早孕期需明确绒毛膜性（最好 8～10 周），这对于后期的监测、并发症的预防、终止妊娠的时机都至关重要；NT 筛查对于双胎妊娠而言是一个筛查非整倍体的重要手段；对于单绒毛膜性双胎妊娠，从 18 周开始需要每两周超声监测胎儿的生长指标、羊水量、胎儿大脑中动脉血流、脐血流、胎儿心脏等，警惕预防双胎输血综合征（twin to twin transfusion syndrome，TTTS）、双胎贫血、血序列征（twin anemia-polycythemia，TAPS）、生长受限（S-intrauterine growth restriction，S-IUGR），胎儿之一畸形等严重并发症的发生，并及时做出相对应的处理；根据具体分型决定监测频率及终止妊娠时机。

11 发现产前超声异常该怎么办？

胎儿结构畸形是指以形态结构异常为主要特征的出生缺陷，胎儿超声是目前产前筛查及（或）诊断胎儿结构畸形异常的主要手段。随着超声技术的发展，因胎儿超声异常前来进行产前遗传咨询、要求进一步检查的孕妇比例有逐年上升的趋势。为了更好地防止胎儿出生后不良后果的发生，最好能在产前对结构畸形胎儿进行诊断和风险评估。那么，当产前超声提示异常的时候，我们应该怎么做呢？

首先，建议就诊于三级正规医疗机构优生遗传咨询门诊进行咨询，选择时机行诊断性超声或磁共振复查。由于胎儿医学的专业性各项检查技术的迅速发展，普通产科医生甚至具有高级职称的产科医生对胎儿异常的处理及遗传咨询可能会不那么全面，所以建议就诊于优生遗传咨询门诊或产前诊断门诊。

其次，拿到产前超声影像学检查的报告后，建议到产前诊断门诊或者优生遗传咨询门诊进行咨询，对结构畸形胎儿进行诊断和风险评估。在医生的建议下选择合适的技术进行产前诊断、宫内治疗及后续的妊娠监督。

最后，建议到新生儿外科或者相关的小儿内科等相关专科门诊进行咨询，衔接胎儿出生后的进一步检查、治疗。

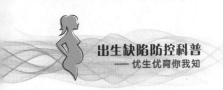
✔ 胎儿结构畸形

超声强烈提示胎儿染色体异常的结构畸形有颈部水囊瘤、十二指肠闭锁、前脑无裂畸形、脑积水、泌尿系统畸形、胎儿水肿、脐膨出、Dandy-Walker 畸形等。

对于超声发现结构异常的胎儿，均应进行遗传学病因的寻找，对于明显的产前超声异常，不建议无创 DNA 产前筛查，尤其是颈部水囊瘤、十二指肠闭锁、前脑无裂畸形、脑积水、泌尿系统畸形、胎儿水肿、脐膨出等。传统的核型分析可检出 32% 的染色体异常，包括数目异常和大片段缺失或重复异常。染色体微阵列分析可检出全基因组范围内 100 kb 以上的缺失和重复，检测分辨率大幅度提高，能发现更多的相关染色体片段重复或缺失异常。CNV-Seq 技术是产前诊断的新手段，相比于 CMA，其在低比例嵌合体的检出上更具优势，但是无法检测出单亲二体（uniparental disomy，UPD）。WES 高通量测序外显子测序技术应用于有超声提示结构异常的胎儿的产前遗传学诊断，还可额外检出约 10% 的基因变异突变。这几个检测的概念后面会有讲解。

✔ 超声软指标异常

随着超声仪器对细微结构更加清晰的显示，越来越多胎儿的微小变化被发现，这些微小变化称为软指标。这些指标在正常胎儿中常能见到，多为一过性，但在染色体异常胎儿中更为常见。

常见的超声软指标有颈后皱褶厚度、肾盂扩张、侧脑室增宽、心室强光点、脉络丛囊肿、股骨短小、肱骨短小、鼻骨发育不良等。

与结构畸形相比，软指标本身并非病理性指标，很多微小异常随孕周增加而逐渐好转或消失，在正常胎儿中可见，在染色体异常的胎儿中发生率提高，可用于筛查染色体异常或评估染色体异常风险。

单独或同时出现多个微小异常可能增加染色体异常畸形的风险，合并两种以上超声软指标建议行染色体核型＋染色体微阵列检测，能够较全面地排除胎儿染色体异常。

总之，发现胎儿超声异常，建议行详细的三级超声诊断（必要时行MRI 检查），行介入性产前诊断进行胎儿遗传学检测或病原学检测等；拿到产前诊断结果需到遗传咨询门诊找医生解读报告；最后到小儿外科或其他相应科室咨询孩子出生后可能的治疗、预后及费用问题，随后在产前诊断科门诊进行超声监测。

当准妈妈拿到唐氏筛查异常、超声软指标异常或者超声提示胎儿结构异常的报告时，会迷惑、焦虑与不安，下一步该如何做？各种检查技术有什么不同？该如何选择？是听医生的还是听家里人的或者朋友的建议呢？那得先了解各种不同的检测技术的原理及检测范围、局限性，了解其适应证、禁忌证。

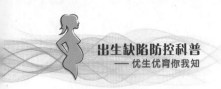

12 关于无创 DNA 检测

笔者出门诊时，无论是 NT 增厚还是胎儿结构异常抑或是准妈妈年龄在 40 岁以上的情况，大多会问是否可以做无创 DNA，羊水穿刺等介入性产前诊断是否很危险。

✔ 什么是无创 DNA 检测/筛查（NIPT/NIPS）？可以检测哪些疾病？哪个孕周检查比较合适？抽血需要空腹吗？

无创 DNA 检测，也称为无创产前基因检测（NIPT）、无创产前筛查（NIPS）技术，很多人会联想到是不是仅抽几毫升血检测就能避免生出染色体数目异常的患儿，比如，唐氏综合征宝宝。我们俗称的无创 DNA 检测，是基于孕妇外周血游离 DNA 产前检测，采用孕妇血浆中胎儿游离 DNA 进行二代测序，通过生物学分析，用于产前胎儿非整倍风险评估，称作无创产前检测，其对于目标染色体疾病的检出率，特别是唐氏综合征的检出率显著高于唐氏筛查，相对于介入性产前诊断而言，最大的优点在于无创性，但也仅是一种筛查方式，存在假阴性和假阳性可能，不能作为诊断，如筛查结果高风险或提示其他染色体异常时需行介入性产前诊断来明确诊断。

基础版 NIPT 筛查胎儿的目标疾病是：21 −三体、18 −三体、13 −三体综合征风险。

最佳检测孕周为 12 ～ 22^{+6} 周，22^{+6} 周后需知情选择后进行，这里并不是说 22^{+6} 周后准确性会下降，而是理论上，随着孕周的增大，孕妇血中胎儿游离 DNA 浓度应该更高，还有因为考虑到 23 周之后检测，25 周之后才能出无创 DNA 检测结果，如果筛查结果高风险，需要进一步行介入性产前诊断，这样 28 周才能拿到产前诊断结果，此时胎儿已进入围产期；如果需要终止妊娠存在伦理的问题，而且对孕妈妈的身体及情感的伤害也更大。抽血查无创 DNA 是不需要空腹的哦。

 ## NIPT-PLUS 检测又是什么？与普通 NIPT 两者有什么区别？

NIPT-PLUS，即俗称的升级版或者扩大版的无创 DNA 筛查，也有称之为全基因组的 DNA 筛查，是基于孕妇外周血筛查胎儿基因组病，通过采集孕妇外周血（10 mL）提取游离 DNA，采用高通量测序结合生物信息分析，得出胎儿患 13 - 三体、18 - 三体、21 - 三体综合征及基因组病的风险。

大多为人所知的常见染色体异常疾病有 21 - 三体、18 - 三体、13 - 三体综合征。其实，除了染色体数目异常，基因组病即"染色体微缺失微重复综合征"。即染色体缺了或者多了一小部分，或称致病性拷贝数变异，英文简称 pCNV，也是导致出生缺陷的一个重要因素。有研究已表明，基因组水平的微缺失、微重复在人群中的携带率可达 1/270。孕妇群体中，胎儿携带 pCNV 的比例可高达 1.6% ～ 1.7%。这个比例已远远高于 21 - 三体综合征 0.2% 的发生率，并且致病性拷贝数变异是导致先天畸形、智力障碍等出

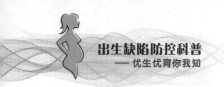

生缺陷的重要遗传原因之一，所以对于高危人群行 pCNV 筛查也是很有必要的。

两者有什么区别：

NIPT-PLUS 版，是在 21 − 三体、18 − 三体、13 − 三体异常的基础上，增加了其他染色体包括性染色体（X/Y）数目异常和常见致病性微缺失微重复综合征的筛查；价格上贵几百元，检测范围广些，对常见非整倍体的检出率相对基础版的高一些；但是仍属于筛查方式，不能确诊。

NIPT-PLUS 可以从多个方面来提高 NIPT 的准确性问题，是增加测序大数据量，测序数据量越大，结果的可靠性就越高。NIPT-PLUS 相比 NIPT 的优势为：①理论上 21 − 三体、18 − 三体、13 − 三体检测起来更加准确；②可准确检测部分嵌合体异常、其他染色体数目异常、小片段缺失、重复异常。但是，具体到每一种疾病，准确率的差异还是挺大的，这里面还有很多其他因素在起作用，但比基础版还是好多了。

以往各家检测公司的检测平台、范围及报告内容均不同。2020 年 11 月 29 日，广东省精准医学应用学会团体标准发布的《基于孕妇外周血浆游离 DNA 高通量测序无创产前筛查胎儿基因组病技术标准》在检测平台、流程、检测报告范围、相关咨询、随访方面等制定详细的相关规范标准。团体标准中根据疾病表型的严重程度、疾病在活产中的发病率、外显率、检出率等确定了 5 种染色体疾病及 10 种 pCNV 疾病作为基于 NIPS 高通量测序无创筛查胎儿基因组病的目标疾病，即 13 − 三体、18 − 三体、21 − 三体综合征、Turner 综合征、Klinefelter 综合征、1p36 缺失综合征、Wolf-Hirschhorn 综合征、Cri du Chat 综合征、9p 缺失综合征、Jacobsen 综合征、PWS/Angelman 综合征（1 型）、Smith-Magenis 综合征、18p 及 18q 缺失综合征、22q11.2 微缺失综合征 15 种染色体异常，前 3 种属于染色体数目异常，检测范围外的意外发现会以补充报告形式告知。这 10 种微缺失、微重复综合征患儿主要表现有心脏疾病、颜面部畸形、智力落后、语言发育迟缓、多发畸形等严重表型。

✔ **无创 DNA 升级版筛查（NIPT-PLUS）为低风险，是不是胎儿染色体就一定没有问题？是不是就不会患遗传病了？是不是无创 DNA 检测无异常，宝宝就不会畸形了？**

不是这样的！

首先，目前已知的染色体微缺失微重复综合征有 300 多种，尽管各大平台检测的范围不一，其都只能筛查基因组疾病中的一小部分。目前，广东省精准医学专家团体标准确定筛查（NIPS-PLUS）胎儿基因组病的 15 种目标疾病。其次，本检测方法的升级版仅能排除检测范围所示的染色体异常，无法完全检测以下异常：① 染色体多倍体异常（三倍体、四倍体等）；② 染色体平衡易位、倒位、环状；③ 单亲二倍体（UPD）；④单/多基因病；⑤胎儿嵌合型染色体异常等。最后，基因组病的筛查效能相对 21 −三体等偏低，总体检出率只能达到 70%，存在漏检的可能。此外，本检测技术原理是基于孕妇外周血的胎儿游离 DNA（主要来源于胎盘），胎盘嵌合等可能造成假阳性或假阴性结果。所以说，NIPS-PLUS 低风险只是提示检测的目标疾病发生的概率低，并不能完全排除染色体疾病，更不能排除所有遗传性疾病，如单基因疾病。对于筛查提示高风险及有介入性产前诊断

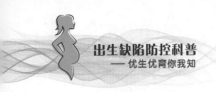
指征的人群应该行介入性产前诊断；检测结果提示低风险的也需要进行后期超声监测。

无创 DNA 检测提示低风险是不是说明胎儿没有畸形？门诊常会被问到这个问题。答案显然也是否定的。

唐氏筛查也好，无创 DNA 产前筛查也好，都是针对胎儿染色体层面的筛查，而对于胎儿是否有畸形，是否属于胎儿结构方面的问题，孕期需要通过胎儿超声甚至磁共振来筛查和诊断，无创 DNA 检测和超声等影像学检查是从不同层面评估、筛查胎儿异常的方式，无论是无创 DNA 检测低风险还是介入性产前诊断染色体未见异常，都不能排除胎儿畸形，胎儿畸形（结构异常）的因素有多方面的，有遗传的和非遗传的。

染色体异常或一些患单基因遗传病的孩子，可能并不合并明显的胎儿结构异常，特别是在胎儿期可能完全没有表型。所以，无创 DNA 检测提示低风险的准妈妈一定要进行详细的胎儿结构筛查及孕晚期超声监测。

 年龄≥35岁的孕妇可以做无创产前 DNA 筛查吗？

根据《中华人民共和国母婴保健法实施办法》的相关规定，预产期年龄≥35 岁的高龄孕妇属于 NIPT 的慎用人群，应进行有创（介入性）产前诊断，若有穿刺禁忌证，可在专科指医生的指导下，知情同意后选择 NIPT 筛查。所谓知情同意，是需要受检者了解其检测范围、检出率、假阴性，以及检测阴性或阳性后可能会遇到的问题。比如，若检测为阴性，孕 26 周后发现超声结构异常，可能要面对接受脐带血穿刺，其穿刺风险显然要比羊水穿刺高。

双胎妊娠可以做无创 DNA 检测吗？双胎之一消失时可以做无创 DNA 检测吗？

双胎及多胎妊娠属于 NIPT 产前筛查的慎用人群，检测准确性较单胎有一定程度的下降，建议权衡弊利后谨慎选择。当然，就 21－三体的检出率，相比双胎妊娠的唐氏血清学筛查，NIPT 还是有较大优势的。据文献报道，双胎 NIPT 的检出率目前可达 93.7%，假阳性率为 0.23%。而 NIPT 应用于 13－三体及 18－三体综合征的筛查数据十分有限。同样，筛查结果提示高风险者需要进行介入性产前诊断以明确诊断。

当双胎之一消失时，消失胎儿的 DNA 会影响 NIPT 的准确性，并且没有足够的证据证明该影响将在几周后消失。因此，对于出现此情况推荐介入性产前诊断。

 NIPS-PLUS 技术的适用人群或临床适应证

依据国卫办妇幼发〔2016〕45 号文件中关于孕妇外周血游离 DNA 产前筛查与诊断技术规范，基于 NIPS 高通量测序筛查拷贝数变异的临床适用人群包括以下情况。

（1）血清学筛查显示胎儿染色体非整倍体风险介于高风险切割值与 1/1000 之间的孕妇。

（2）有介入性产前诊断禁忌证者（如先兆流产、发热、出血倾向、慢性病原体感染活动期、孕妇为 Rh 阴性血型等）。

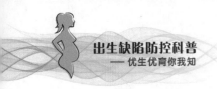

（3）孕 20^{+6} 周以上错过血清学筛查最佳时间，但要求评估 21 - 三体综合征、18 - 三体综合征、13 - 三体综合征风险及胎儿基因组病风险者。

上述人群在充分知情同意及告知后，自愿进行拷贝数变异筛查且自愿承担风险。

✔ 哪些人群属于慎用范围？

（1）孕早期、中期产前筛查提示高风险。

（2）预产期年龄≥35 岁。

（3）重度肥胖（体重指数 >40）。

（4）通过体外受精 - 胚胎移植方式受孕。

（5）有染色体异常胎儿分娩史，但夫妇染色体异常的情形除外。

（6）双胎妊娠。

（7）医师认为可能影响结果的其他情形（如双胎之一消失或停止发育）。

（8）单个超声软指标异常：15 ～ 20 周胎儿颈后皮层增厚不小于 6 mm、中孕期肾盂增宽在 4 ～ 10 mm 之间、胎儿肠管回声增强、股骨短（小于第 2.5 百分位数）、胎儿心内强光斑、单侧或双侧脉络丛囊肿、迷走左/右锁骨下动脉、单脐动脉等。

✔ 哪些人群不适合该技术？

（1）孕周 <12 周。

（2）夫妇一方有明确的染色体异常或明确携带致病性拷贝数变异。

（3）NT 大于 3.0 mm 或胎儿超声提示有结构异常，应进行介入性产前诊断。

（4）孕妇合并恶性肿瘤。

（5）有基因遗传病家族史或提示胎儿罹患单基因病高风险。

（6）1 年内接受过异体输血、移植手术、异体细胞治疗等。

（7）医师认为有明显影响结果准确性的其他情形。

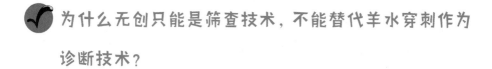

为什么无创只能是筛查技术，不能替代羊水穿刺作为诊断技术？

首先，无创 DNA 检测的是妈妈和宝宝的 DNA 混合物，虽然浓缩和分离有助于提高胎儿 DNA 的浓度，但大部分 DNA 始终是来源于妈妈的，当妈妈本人因为各种先天或后天的情况导致 DNA 的情况变化时，都会影响结果的可靠性。

其次，无创 DNA 的胎儿部分其实不是胎儿，而是来源于胎盘。在少数情况下，来自胎盘的 DNA ≠ 胎儿的 DNA。因此，无创 DNA 的结果和胎儿的真实情况可能存在差异，这个是无创类检测技术的弊端，是目前的技术无法解决的。如果要确诊还是需要通过穿刺抽取胎儿样本检测。胎盘 DNA 和母体 DNA 如图 3 – 10 所示。

最后，我们会建议每一个准妈妈都进行产前筛查，因为是否发生异常是个概率问题。那么胎儿哪些染色体会发生异常呢？1—23 号染色体都有可能，最容易发生异常的是 21 号、13 号、18 号染色体，这也是孕早期即建议行唐氏筛查的原因。当然，性染色体也是比较容易发生异常的，包括整

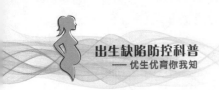
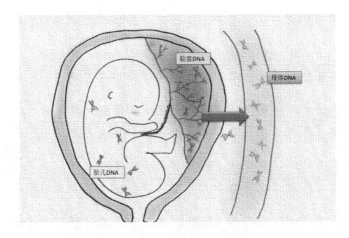

图 3 –10　胎盘 DNA 和母体 DNA

注：图片来源于 Dr. Xie.

条染色体可能会异常、某条染色体部分异常等。然而，无论是无创 DNA 检测还是无创 DNA 升级版（也称为 PLUS 版）也只是对 21 –三体检出率最高，那就不难理解当其他染色体发生异常时，检测结果出现差错的概率较 21 –三体时更高了。

　　如上所述，因为无创检测的胎儿 DNA 来自胎盘，而胎盘有时候跟胎儿本身的 DNA 不一样；还有些时候准妈妈本身存在一些 DNA 上的变异，因此，在这些情况下，也会出现和胎儿本身情况不相符的结果，也就是通俗意义上的出错了（假阴性或者假阳性）；另外，对于 21 –三体之外的染色体的检出率并不能达到 99％。对于染色体微缺失、微重复，只能检测出片段较大的，而且检出率也只有 70％ 左右。因此，无创检测只能算是筛查技术，而不是诊断技术，目前穿刺抽取胎儿标本送检才是最准确的。

13 单基因病和染色体病有什么不同？无创DNA 检测（NIPT）能查什么？

染色体病是由于各种原因引起的染色体数目和结构异常的疾病。我们前面讲的唐氏综合征就是染色体病数目异常导致的最常见的染色体病。

我们正常人都有23 对染色体，有人用23 对旅客列车来比喻23 对染色体，我觉得从形态上来说很形象，每一列火车就是一条染色体，各个车厢的组成即 DNA，车厢里的每一排座位可以看作一对碱基，连续的多对碱基就组成了一个基因。基因、碱基对示意如图 3 –11 所示。

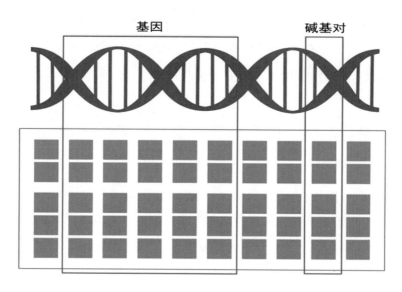

图 3 –11 基因、碱基对示意

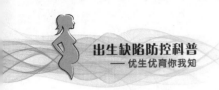

染色体疾病是怎么导致的呢？是由于染色体数目产生了变化，或者一条染色体中的片段发生了异常，又或者整条染色体的形状发生了变化而导致的。

比如，我们比较熟知的唐氏综合征即相当于第 21 号列车组多发了一列，会引起严重的智力障碍、特殊面容、血液系统疾病等多系统一系列问题。

如果某一对列车组少发了一列，同样也会因染色体数目异常引发问题。比如，第 23 对列车组少发了一列，为 X 单体，将会引起特纳综合征，常见症状为：卵巢功能不全、身材矮小、生殖器与第二性征不发育，原发性不孕症等。

如果列车上少了某一节车厢——这类异常叫作染色体微缺失。如猫叫综合征（cri du chat syndrome）就属于这类情况，是由于 5 号染色体缺失了一部分导致的，因孩子的哭声像猫叫而得名，会严重影响智力和身体发育。

如果列车多了某一节车厢，比如，22 号车厢——所导致的异常叫作染色体微重复，22q11 重复综合征就是这种情况。

✔ 如果"车厢"内互换了位置，这类异常叫作染色体倒位

如果一对车组中两列火车的某几节车厢发生了互换（比如，前面提到的 T21-F 的 2 号、3 号车厢与 T21-M 的 2 号、3 号车厢发生了互换）——叫作染色体易位。

如果一趟"列车"首尾相连，这类异常叫作环状染色体

总结：如果是整列车（整条染色体），或者是车厢（染色体片段）的问题导致的就是染色体疾病。

那单基因病呢？还是用列车来举例，每一排座位是一个碱基对，连续的几个固定排列的碱基对就组成了基因。单个基因发生异常导致的疾病就是单基因病。针对列车和车厢的筛查是无法检测的。必须进入列车查看内部结构的异常。

比如，某节车厢里有两排座位组成了列车办公席，在这里可以补票、补卧铺。这就组成了一个"补票基因"。车厢里还有乘务员室、乘警室、餐车厨房、驾驶舱。这些都可以代表不同的基因。

如果乘客坐在了列车办公席，那么这个基因就出现了变异，会导致"无法补票"的单基因病。

常见的单基因病有耳聋、脊骨萎缩综合征、白化病、杜氏肌营养不良、地中海贫血、蚕豆病、多囊肾、PKU 苯丙酮尿症、甲基丙二酸血症、结节性硬化、神经纤维瘤等。

单基因疾病的常见遗传方式除了上述常染色体隐性遗传模式外还包括常染色体显性遗传、X 连锁显性遗传、X 连锁隐性遗传、伴 Y 遗传。

NIPT：筛查染色体（列车）的数目异常（13－三体、18－三体、21－三体这 3 对）。

NIPT-PLUS：筛查 23 对染色体（列车）的数目异常＋染色体片段（车厢）微缺失和微重复问题。

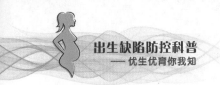

可以看出我们平时做的无创 DNA 检测（noninvasive prenatal testing, NIPT），是针对部分染色体疾病进行的检测，不是单基因疾病的检测。如果想全面排查单基因疾病，还需要做其他针对基因的检测，比如全外显子组测序（whole exome sequencing，WES），甚至全基因组测序（whole genome sequencing，WGS）。

那不适合无创 DNA 检测的，要怎么检测是否由遗传因素所致的呢？需要先了解介入性产前诊断。

14 产前诊断是什么？介入性产前诊断又是什么？介入性产前诊断包括哪几种方式？哪些人需要做介入性产前诊断？有哪些禁忌证？

✔ 《产前诊断技术管理办法》中指出，产前诊断是指对胎儿进行先天性缺陷和遗传性疾病的诊断

产前诊断包括遗传咨询、医学影像检查、生化免疫检测、细胞遗传和分子遗传检测等。其目的是降低缺陷儿的出生率，提高人口素质，促进家庭、社会和谐。产前诊断的基本步骤：首先，通过产前筛查技术筛查出高危孕妇；其次，通过各种产前诊断技术进一步确诊；最后，根据确诊的结果，在知情告知的情况下由孕妇及其家属决定胎儿的去留问题。

产前诊断的方法

目前，产前筛查技术包括孕妇外周血生化免疫筛查、无创产前 DNA 检测（NIPT）、胎儿超声筛查和相关的遗传咨询等。产前诊断的方法包括创伤性（即介入性产前诊断）和非创伤性方法（包括超声和磁共振）。下面介绍介入性产前诊断。

 介入性产前诊断

介入性产前诊断是指通过有创的穿刺技术获取胎儿成分（如羊水、脐带血、胎盘绒毛组织）的技术，然后通过实验室检测，结合遗传咨询和医学影像学等方法进行诊断。主要包括羊膜腔穿刺术、脐静脉穿刺术、绒毛膜活检术。

（1）绒毛膜活检术，也称绒毛穿刺。如图 3 –12 所示。

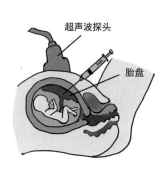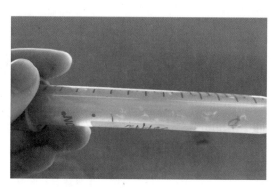

图 3 –12 绒毛穿刺及抽取绒毛标本

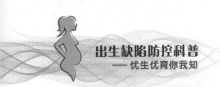

绒毛膜活检术的操作有经阴道和腹部两种，大多是经腹部操作，时间一般为孕11~14周，操作的孕周太早，胎盘绒毛太薄，采集困难，且可能导致短指畸形及下颌肢体发育不良综合征的危险；而操作的孕周太晚，则绒毛退化，且易损伤胎膜导致流产。3种技术比较，本技术优点为早；缺点为难度相对较大（胎盘位置要求、孕周要求高），胎盘嵌合。风险为阴道流血、感染等，流产发生率为0.2%~2%。

（2）羊膜腔穿刺，俗称"羊水穿刺"，简称"羊穿"。

羊膜腔穿刺是3种介入性产前诊断中最常用的，也是风险最低的。很多准妈妈产检时从产科门诊转诊到优生遗传咨询门诊，当被建议行羊水穿刺后，都会问医生能不能做无创的，因为准妈妈除了担心胎儿的健康外，还很担心该项检测对胎儿的影响，比如，漏羊水、流产、感染等。下面，就带大家一起认识一下介入性产前诊断——羊膜腔穿刺术。

羊膜腔穿刺术是一项有创的胎儿组织取样技术，在超声引导下避开胎儿身体、脐带，尽量避开胎盘，选取羊水暗区抽取羊水获得其中的胎儿细胞或胎儿DNA送实验室进行遗传学或者病原学检测，是目前应用最广泛、相对安全的介入性产前诊断技术。羊水穿刺及抽取的羊水标本如图3-13所示。

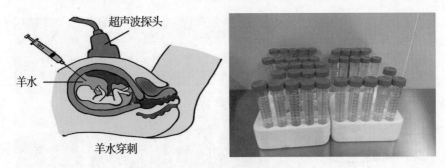

图3-13　羊水穿刺及抽取的羊水标本

穿刺的方法：孕妇排空膀胱后取仰卧位，在腹部皮肤进行常规消毒铺巾，在持续超声引导下找到羊膜腔安全区域，避开胎儿及脐带，尽量避开胎盘，定位，使用带有针芯的穿刺针经皮穿刺进入羊膜腔，拔出针芯后抽取检查项目所需的羊水量用于实验室检查。术毕拔出穿刺针，穿刺点加压后覆盖无菌纱布。该操作不用打麻醉药，不会损伤到宝宝，一般穿刺完后休息 30 分钟无不适即可离开医院。所有检测报告发放时间一般在术后 3 ～ 4 周。

检查时间一般在孕 16 ～ 24 周（18 ～ 22 周比较适宜）。该阶段羊水量较多，宫内空间较大，胎儿活性细胞比例高，此时采集羊水较为容易且安全系数高，以往报道胎儿流产风险为 0.1% ～ 0.5%（近年来实际发生率更低），而妊娠本身也存在流产的背景风险。孕 24 周后，羊水中的胎儿细胞活性比例逐渐减小，一些脱落细胞会堆积在活性细胞影响细胞生长，使羊水细胞培养成功率降低，因此在孕 24 周后为保证核型分析结果，会选择脐静脉穿刺。但是，考虑到脐静脉穿刺的风险较羊膜腔穿刺大，有些医院把羊膜腔穿刺的孕周放宽至 26 周，甚至更大（特别是孕妇不能接受脐静脉穿刺时），其中还有一个原因是，分子项目的检测并不受孕周的影响，因为其不需要细胞培养，而是通过提取 DNA 进行检测。

羊膜腔穿刺及脐带穿刺都需要麻醉，疼痛感与平常打针大致相同，甚至没那么痛，因为穿刺针使用的是 22G 的，比我们平常注射用的针还要细。其实也不必担心会伤到胎儿，穿刺全程在超声的引导下操作，即使胎儿过来也是可以立即避开的。

3 种技术比较，本技术的优点为操作相对简单、安全；缺点为培养时间相对较长，细胞培养失败的风险为 1% ～ 5%。风险：感染、羊水渗漏、羊水栓塞、母胎输血等，流产发生率为0.1%～0.5%（近年来实际发生率更低）。

（3）脐静脉穿刺。如图3-14所示。

时间在孕24周之后，相对而言其穿刺的风险较前两者大，适合孕24周后需要行胎儿染色体核型分析及需要了解胎儿是否存在贫血或了解贫血程度、宫内输血治疗者，等等。该穿刺操作可能导致胎心减慢，胎儿丢失率为1%～2%。

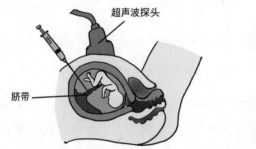
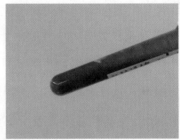

超声波探头

脐带

图3-14　脐静脉穿刺和抽取的脐带血标本

那么，3种技术操作该如何选择呢？

从以上描述可知，绒毛膜活检最大的优点在于可以最早知道结果，异常发生概率高者尽早做可以减短等待结果的时间。当然，它也存在胎盘嵌合的缺点，遗传性疾病发生率较高的准妈妈可以选择。比如，准妈妈染色体平衡易位，夫妻双方携带相同的隐性遗传病基因，等等。脐静脉穿刺适用于孕周较大时才发现的异常，需要行介入性产前诊断者，或者胎儿贫血需了解贫血程度者及需要胎儿输血者。一般情况下，会选择安全性相对高、操作相对简单的羊膜腔穿刺，这种也是实际临床工作中应用最多的。

其实，基本每个孕妇接受介入性产前诊断前都是相当紧张的，毕竟它是一种侵入性的操作技术，需要进入宝宝所在空间。笔者对经手做了介入性产前诊断的每位准妈妈都会有特别的亲切感，这需要准妈妈对医生的充分信任，因为大多数准妈妈重视胎儿的安全超过自己。

 哪些人需要做介入性产前诊断？

（1）孕妇预产期年龄不小于35周岁。

（2）产前筛查后的高危人群。

（3）产前检查怀疑有染色体病的胎儿或单基因病的准妈妈。

（4）超声异常：胎儿结构异常或多个软指标异常、羊水量异常。

（5）夫妻一方有染色体异常，或有先天性遗传性疾病、遗传病家族史。

（6）曾经分娩过先天性严重缺陷婴儿。

（7）有不明原因死胎或多次胚胎停育史。

（8）其他，如妊娠早期时接触过可能导致胎儿先天缺陷的物质等。

介入性产前诊断有哪些禁忌证？

（1）腹痛、阴道流血等先兆流产症状。

（2）急性炎症或者慢性炎症急性发作。

（3）准妈妈有凝血功能异常。

（4）术前测体温，如果连续两次超过了37.2 ℃，表示准妈妈可能有感染或者不适，暂时不能做穿刺，要等准妈妈情况稳定、好转后才选择时间来做。

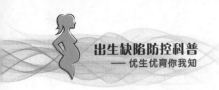

15 产前诊断常用遗传性检测技术和各项技术检查的具体内容有哪些?

目前已知病因的疾病中,与遗传物质相关的疾病主要有:染色体病、微缺失微重复综合征、单基因病、多基因病和线粒体病等。根据不同的情况有不同的检测目的及检测范围。

抽了羊水查什么,这是关键,就像我们抽血,每次采取的血液标本,可能检测的内容都不一样,因此具体的检测项目需要详细的遗传咨询,有时需要跟孕妇及其家属详细、反复地沟通后才能决定。近年来,随着分子技术的发展,以及各种分子技术在产前应用的迅速推进,产前诊断已远不是十年前的抽羊水查染色体核型分析那么简单了。2014 年,中国发布了《染色体微阵列分析在产前诊断中的应用专家共识》。2019 年,我国出台了《低深度全基因组测序在产前诊断中的应用专家共识》。2018 年、2019 年各大产前诊断会议中大家仍在强调产前外显子测序(whole exom sequencing, WES)应用需谨慎。比如,除非多发性胎儿结构畸形,有不良生育史者或单个结构异常需在明确致病靶向基因后才能行介入性产前诊断,以验证目标基因。2020 年 9 月,广东省精准医学会出台了关于产前 WES 的应用团体标准。从适应证方面来说,限制条件已经放宽了很多,这无疑提高了致病性遗传因素的检出率,但由于胎儿的特殊性,在胎儿期的表型有限,这也给检测报告的描述、解读及咨询带来了很大的困惑。

技术的发展及临床应用无疑提高了出生缺陷儿的检出率,但同时也会带来一些问题，这对于产前诊断的医生来说是个巨大的挑战，各种技术的适应证、局限性，以及检测后的遗传咨询、随访都是至关重要的，否则会造成不必要的引产。因此，我们需要不断学习，同时也需要通过科普让大众了解相关知识，毕竟受检人群能否接受和理解是建立在了解的基础上的。

下面，我们来看看各项技术的检测范围、优势及局限性吧。

细胞遗传学诊断即为传统的染色体核型分析，能诊断胎儿23对染色体的数量异常及大片段结构异常。

分子遗传学诊断包括基因芯片检查或特定基因的检查。近年来发展迅速的有外显子测序、全基因组测序。基因芯片检查能发现染色体核型分析，发现不了的染色体微缺失或微重复等微小异常，特定基因检查可进行部分遗传综合征及单基因疾病的诊断；外显子测序主要针对超声结构异常（特别是多个系统的异常）或者有过类似异常的不良生育史的孕妇（未经诊断的）等。虽然，近期检测指征已经放得越来越宽，做或不做检测以及检测前后都需要进行详细的遗传咨询。

目前，临床上常用的产前诊断检测项目是染色体核型分析、染色体微阵列分析、非整倍体快速检测（quantitative fluorescence polymerase chain reaction，QF-PCR）、荧光原位杂交分析（fluorescence in situ hybridization，FISH）。

染色体核型分析

染色体核型分析即将获得的细胞进行培养，在细胞分裂中期时采用秋水仙素阻断分裂，然后制片获得染色体，并采用显微镜进行计数、排序、

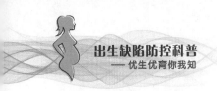

染色体结构和形态学对比等进行分析。该方法适用于染色体数目异常和大片段结构异常的检查,是检测染色体病的一种传统、经典的方法。如图3 - 15、图3 - 16 所示。

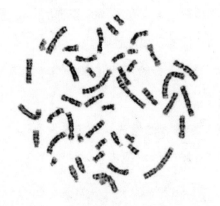

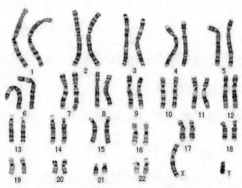

图3 - 15　显微镜下各种形态的
染色体核型

图3 - 16　正常男性46 条染色体经过一系列
处理后各自形态

荧光定量 - 聚合酶链式反应技术（QF-PCR）

　　QF-PCR 是根据 PCR 指数扩增产物的量与最初模板的量成比例的原理,对染色体某一特异性短串联重复序列（short tandem repeat, STR）位点的引物进行荧光标记,将在指数扩增期所得产物经凝胶电泳分离,由 DNA 测序仪自动分析荧光峰数及强度,根据荧光强度的比值达到定量分析的目的,以进行染色体异常的诊断。该技术在产前诊断领域主要用于常见染色体数目异常的快速检测,以及鉴定产前诊断标本是否存在母血污染、22q11.2 微缺失、Y 染色体微缺失等。以上提到的检测内容,一般会在产前诊断中结合染色体核型分析一起检测,毕竟染色体细胞培养还是有培养失败无法出具染色体核型报告的风险的。检测21、18/13、X/Y 的非整倍体（数目异常与否）。

 ## 荧光原位杂交分析（FISH）

FISH 技术是将荧光标记的染色体区带特异性的 DNA 作为探针，与分裂中期或间期细胞原位杂交后，于荧光显微镜下观察染色体畸变的技术。该技术主要用于常见常染色体非整倍体数目异常的快速产前诊断，还可用于染色体易位、断裂等位置鉴定研究。检测21、18/13、X/Y 或其中之一的非整倍体（数目异常与否）。

 ## 多重连接探针扩增技术（MLPA）

多重连接探针扩增技术（multiplex ligation-dependent probe amplification，MLPA）是近几年发展起来的一种针对待检点的点系列进行定性和半定量分析的新技术，可应用于多个临床领域、多种疾病的研究，在产前诊断领域主要用于检测染色体的非整倍体改变，染色体亚端粒的基因重排，以及单核苷酸的多态性（single nucleotide polymorphism，SNP）、点突变、染色体微缺失和微重复等。

 ## 染色体微阵列分析、基因芯片（CMA）是什么？为什么介入性产前诊断要做 CMA？

CMA（chromosome microarray analysis）即我们平常说的基因芯片，

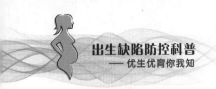

俗称分子染色体核型分析技术，是一种高通量检测人类基因组 DNA 拷贝数变异的分子核型分析技术，通过一次实验就能够获得全基因组范围内的海量信息。需要注意的是，它虽然也叫基因芯片，但并不能用于检测单个基因是否突变，也就是说并不能用于检测单基因疾病。

其主要检测内容如下：①染色体数目异常和大片段结构异常；②染色体微缺失、微重复（30 kb 或者更小的片段），并能较准确地测定其大小；③单亲二倍体（uniparental disomy，UPD）和亲缘关系；④一定比例（≥10%）的染色体嵌合体的检测。（不能检测出平衡性染色体重排、低比例嵌合和前面提到的单基因疾病）

前面我提到染色体核型分析是染色体数目异常和大片段结构异常的检查，无法检测出小片段的缺失和重复。而相关研究表明，基因组水平的微缺失、微重复在人群中的携带率可达 1/270，孕妇群体中其胎儿携带具临床意义 pCNV 的比例可达 1.6%～1.7%，远高于 21－三体综合征、18－三体综合征、13－三体综合征 0.2% 的发生率，并且 pCNV 是导致先天畸形、智力障碍等出生缺陷的重要遗传原因之一，而这些微缺失、微重复往往在胎儿期没有表型，甚至出生后慢慢才表现出来，特别是一些神经系统疾患。因此，既然已经行了介入性产前诊断取材，即使当时没有发现超声结构异常，从出生缺陷防控的效能上也建议同时行 CMA 检测。当然，如果同时存在超声结构异常，那么存在微缺失、微重复综合征的风险增加，就更该做 CMA 检测了，甚至要加做后面会简要提到的外显子测序。还有可能碰到其他情况：比如，嵌合体、三体自救导致的 UPD 异常、DNA 降解，平衡易位导致的部分 21－三体综合征等情况，是染色体核型检测分析检测不出的。以往认为羊穿染色体核型检测是金标准，但是随着分子技术的发展，若就染色体数目上出现低比例嵌合体的情况，染色体核型分析是有可能漏诊的，其原因主要考虑为培养后羊水细胞选择性生长。而 CMA 是提取未经培养的羊水 DNA 来做检测的，理论上应该更加真实地反映胎儿细胞的嵌合情况。

不过，CMA 检测出来的结果有时也会不太明确。不像大多数染色体核型报告数目上多一条、少一条或少一大段这么明确。CMA 通过检测得出是否有拷贝数的变异（可以理解为多一小片段或少一小片段）后，根据数据库中的病例报道、人群中的分布率、是否包含有剂量敏感型基因等通过评分系统判断其属于致病性变异、不明确意义变异（variants of unknown significance，VOUS）、良性变异的拷贝数变异时，有时需要做家系验证，但有些疾病存在外显率及表型差异性，即使同一家庭中携带同样变异的个体之间的表型也是有差异性的，可能也会发现一些成人发病的疾病。因此，CMA 比染色体核型能知道更多一些异常。

总结以上几点，从优生优育的角度考虑，我认为行介入性产前诊断的准妈妈都应该行 CMA。

 既然 CMA 有那么多优点，为什么做了 CMA 还要做染色体核型呢？

目前，CMA 技术暂时还不能完全取代染色体核型分析。前面讲了 CMA 不能检测出平衡性染色体重排（染色体平衡易位）、染色体结构异常、低比例嵌合。当然，这在于大孕周时无法取得脐血或准妈妈及其家属不能接受脐穿带来的额外风险，但在需要进行介入性产前诊断的情况下做 CMA 和 QF-PCR 也是一种选择，必要时还需要做外显子测序。

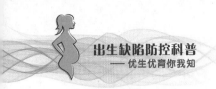

✔ 前面提到羊水染色体核型分析可能会漏诊低比例嵌合，那么什么是嵌合体呢？羊水检测提示嵌合体时是不是必须行脐血穿刺来验证呢？

想要知道这几个答案，需要从了解嵌合体的概念开始。嵌合体分为同源与异源嵌合体。

（1）同源嵌合体（mosaicism）。

一个个体或一种组织中，含有源于单个受精卵但遗传组成不一致的两种或以上细胞系的现象。一般而言，其遗传组成不一致仅限于特定基因位点、基因组成片段或染色体。

（2）异源嵌合体（chimerism）。

来源于不同受精卵的两种或两种以上遗传组成不一致的细胞系存在于同一个体或一种组织中的现象。一般而言，其遗传查组成不一致遍布整个基因组，也称为开米拉、奇美拉。

嵌合体的产生机制有染色体不分离、染色体丢失、三体自救、体细胞新突变等。

嵌合体个体表型的严重程度跟嵌合比例相关。我们做介入性产前诊断，当碰到绒毛嵌合体的时候，会考虑存在胎盘嵌合的可能，我们知道要抽羊水验证；以往咨询过程中，也碰到过外院羊水穿刺发现嵌合体，前来咨询并要求做脐血穿刺的。那么发现羊水嵌合体的时候是不是也要一定要通过脐血验证呢？是不是脐血就更加准确呢？

答案是否定的！

那要理解为什么，我们得先了解羊水细胞的来源，以及不同的胚层分化。妊娠早期，胚胎外、中、内3个胚层已逐渐分化成各个器官、组织的原基。详见图3-17。羊水中细胞的来源包括外、中、内3个胚层来源的细胞类型，其中有外胚层表皮脱落细胞、中胚层泌尿系脱落细胞和内胚层消化道脱落细胞等。脐血细胞来源于中胚层。所以，理论上羊水是带了3个胚层来源的组织细胞，是诊断胎儿嵌合体的最佳标本，其检测结果可以较全面地代表胎儿的遗传学组成，绝大部分情况下无须进行脐血验证，不过最少使用两种检测方法都提示为嵌合体时才能诊断为真性嵌合，当两种检测技术结果不一致时，建议进一步行 FISH 验证。

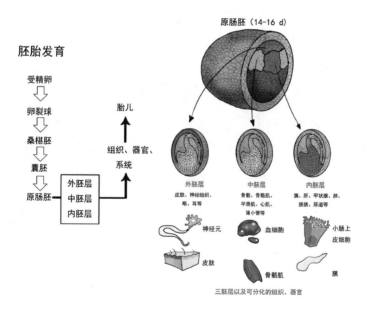

图3-17 各个胚层示意

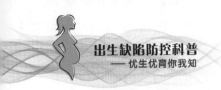
✔ 什么是 CNV-Sseq？跟 CMA 有什么不同？

CNV-Seq 的全称是"copy number variation sequencing"，中文译名是"拷贝数变异测序"或"CNV 测序"。由于其技术特点，也可称为"低深度全基因组拷贝数变异测序技术"。

与 CMA 的检测目的一样主要是用来检测 CNVs（拷贝数变异），都不能查单个基因变异。CMA 和 CNV-Seq 无法检测平衡性的染色体结构异常，常见的如易位和倒位。因为在这类异常中，遗传物质的数量并没有发生变化；两者都无法检测低比率嵌合。

不同点：

CNV-Seq 无法检测单亲二倍体、杂合性缺失、全三倍体和全多倍体等染色体异常。需要和其他技术配合才能实现对上述异常的检测。在 CMA 可查范围内的杂合性缺失（LOH）并非指真正的缺失，而是指本该呈现为"杂合性"的区域变成了"纯合性"的区域。换句话说，某对染色体中的一部分均来自同一人（父或母），或者是父母存在亲缘性。目前，临床上产前主要还是应用 CMA，流产物使用 CNV-Seq 的较多（价格相对便宜一些）。

✔ 关于外显子测序

什么是外显子测序？全外显子、医学外显子、临床外显子、疾病组合 Panal 测序有什么区别？

首先要了解基因 DNA 分为编码区和非编码区，编码区包括外显子和内含子，一般非编码区具有基因表达的调控功能，如启动子在非编码区。编码区则转录为 mRNA 并最终翻译成蛋白质。外显子和内含子都被转录到 mRNA 前体 hnRNA 中，当 hnRNA 进行剪接变为成熟的 mRNA 时，内含子被切除，而外显子保留。在人类基因中大约有 18 万个外显子，占人类基因组的 1%，约为 30 MB。

实际上真正编码蛋白质的是外显子，而内含子则无编码功能，这也是检测外显子的意义所在。

外显子测序又称目标外显子组捕获，是指利用序列捕获技术将全基因组外显子区域 DNA 捕捉并富集后进行高通量测序的基因组分析方法，是一种选择基因组的编码序列、确定罕见的孟德尔遗传疾病病因的高效策略。

外显子测序（exome sequencing，ES）包括全外显子测序和医学外显子测序（medical WES，MWES），后者也称为临床外显子 CWES（clinical WES）。

人类在把 DNA 传递给下一代的时候会发生各种各样的错误，多数没问题。有益的变异我们称为进化；反之可以称为退化，会导致各种异常。

WES 能检测 2 万多个基因的碱基序列，大概是整个基因组的 1%～2%，但却包含了基因变异的 85%。这 2 万个基因也可以进行分类。有些基因特别重要，一旦出了问题就会致死、致残。很多基因即使出了问题也会有其他基因替代，也有些是有益的或者具体功能研究不明的，还有不少基因是我们已经知道或者基本知道它们的功能，也知道它们出问题时会使人生病，它们叫疾病相关基因（morbid gene，致病基因）。WES 检测不局限于特定选择的基因，因此，WES 检测是在已知基因的情况下针对 SNVs 这种变异最全面的方案。据研究统计，孟德尔遗传病通过 WES 检

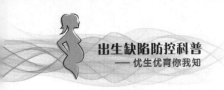

测的阳性率可以达到22%～31%。神经系统疾病用WES检测其诊断阳性率（30.6%）比非神经系统遗传病阳性率（如皮肤系统17.2%、血液系统疾病17.1%）更高。用WES方案检测癫痫或共济失调可以达到总体36.1%的阳性率。

我们在查找疾病病因的时候，只查那些已知的疾病相关基因，性价比更高，那就是MWES或者CWES。根据设计方案的不同，各家测序公司临床外显子测序的检测范围差别较大，从检测3000多个基因到检测6000个基因的都有（一般是4000多个基因），避免患者由于尝试不同的检测方法而造成高额的经济成本和时间成本的浪费。无论对于罕见的遗传性疾病，抑或有明确家族史却无法确诊的疾病，MWES是较为经济、全面的检测。其缺点是，可能有些实际是致病的基因，但目前尚未研究清楚或者未被认识，但随着技术的发展及进一步的研究，会被确定为致病基因。

Panal组合就是把某类疾病的相关基因组合在一起做成一款测序产品。比如，把骨骼系统疾病相关的基因组合在一起做成一个骨骼系统疾病Panal，范围更小，测序更少，成本更低。从理论上来说，如果设计得好则准确率更高，费用相对较低。当然，其缺点是可能会漏掉相关基因。

一般来说，WES检测适用于以下情况。

（1）表现为遗传异质性疾病的诊断，如自闭症、发育障碍、线粒体疾病。这类疾病常涉及多种表型系列，且致病机制复杂。

（2）一个患者表现出两种或以上的完全独立系统疾病的复杂情况，如患者既有眼皮肤白化病又有中性粒细胞减少及癫痫表现。这类患者进行方案选择时，选两个或两个以上的Panel反而会增加成本。

（3）患者全身多系统受累。比如，一些综合征类疾病，表现为特殊面容、骨骼发育障碍、多发畸形等；Zellweger 综合征，表现为全身多发畸形、神经系统症状、肝功能和肾功能异常等。

关于产前 WES 的应用：随着临床应用的需要及检测技术的进步，适应证从两年前仅仅谨慎应用于先证者或者超声表现为两个系统以上受累。目前患者及临床医生的接受度也有很大提升，国内外的指南、团体标准中提到的适应证范围也扩大了很多。

现将 2021 年的广东省精准医学团体标准中提出的关于 WES 产前诊断适应证和不适合应用的情况介绍如下。

 适合做产前 WES 检测的情况

（1）胎儿结构畸形。有一个或多个器官结构异常，包括但不限于心血管畸形、中枢神经系统畸形、囊状水瘤/积液、颜面部畸形、消化道、生殖泌尿系畸形等。

（2）重度羊水过多、羊水过少、双侧侧脑室增宽、脑积水等异常情况。

（3）NT≥3 mm（或大于第 99 百分位数）。

（4）重度胎儿宫内生长发育受限（小于第 10 百分位数）。

（5）超声软指标异常（包括鼻骨缺如或发育不良、肠管回声增强、轻度肾盂分离等）等情况，外显子（ES）检测不作为首选推荐，可结合临床具体沟通情况及各实验室数据交代残余风险后酌情建议。

不适合做 WES（全外显子）/医学外显子检测的情况

（1）因高龄做产前诊断，胎儿无异常，希望排除各种可能性，生育健康宝宝；做 WES 表型导向的检测、分析。

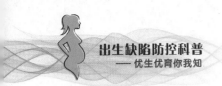

（2）曾生育异常患儿，原因未明，本次妊娠未见胎儿异常，为避免风险、缓解焦虑，要求行 WES 产前诊断。这里也再次强调一下，建议妊娠或者生育过异常孩子（身体或精神发育异常）的准妈妈，尤其对于那些孕期没有表型的神经系统发育异常的、遗传代谢性疾病的准妈妈，寻找其可能的遗传因素，查明是否为单基因疾病所致。即使打算终止该次妊娠，为了下一次妊娠也得尽量去查明遗传因素，否则下一次妊娠是没法明确病因的。

（3）曾生育异常患儿，并已确诊，夫妇携带疾病基因，本次妊娠要求产前行 WES 诊断。NGS 属于高通量筛查技术，测序通量和效率高，但可靠性不如 Sanger 测序。

16　遗传检测、遗传咨询中的常见问答

 什么是染色体易位？相互易位有哪些临床表现？

染色体易位是指两条或多条染色体之间发生的片段交换所引起的染色体重排，其主要原因是受到外界有害因素的影响，两条或两条以上染色体发生断裂再重接。染色体易位分为相互易位和罗伯逊易位，前者在人群中发生的频率是 1∶500～1∶625，后者为 1∶900，染色体易位后如果没有造成染色体片段的增加或减少，则称为平衡易位。平衡易位染色体相互易位，因没有遗传物质的增加和减少，可导致准妈妈反复流产、死胎，或生下一些畸形患儿等。染色体不平衡的程度会产生不同的遗传影响。携带者

表型和生长发育等均无明显异常。但其在生育后代时可导致胎儿染色体异常，从而导致反复流产、死胎，或者生育畸形、染色体异常患儿。

 相互易位患者生育正常子代的概率是多少？

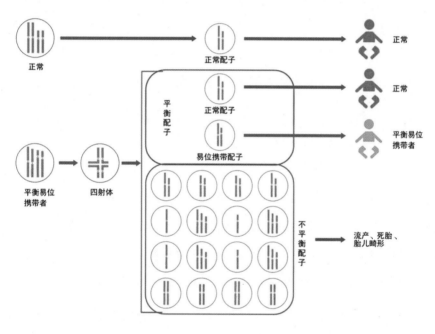

图3-18　染色体平衡易位减数分裂产生后代示意

　　夫妻一方是染色体平衡易位患者，理论上生育正常子代的概率是1/18。理论是：非同源染色体相互易位时，生殖细胞在减数分裂过程（图3-18）中产生18种不同类型的配子，与正常配子结合形成合子时1种为正常配子，1种为表型正常的易位携带者，其余多为可致流产、死胎或者畸形儿的部分单体或部分三体。值得注意的是，所谓的1/18是18种可能性的一种，而不是表示实际概率是1/18。有些学者表示，平衡易位患者家庭正常妊娠

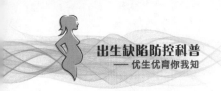

的总体概率为40%～50%。国外有文献报道，在所检测的1081个备胎中，可移植胚胎包括正常和平衡易位的有279个，占25.5%。因此，染色体相互易位的患者不要被1/18的数据所束缚。

✔ 如何确保染色体相互易位患者生育染色体正常的孩子？

夫妻一方为染色体平衡异位携带者，可根据家庭具体情况选择以下方法。

（1）自然妊娠＋产前诊断。

夫妻一方为染色体平衡异位携带者至少有1/18的概率怀上染色体正常的胎儿，若夫妻有信心可尝试自然受孕，实际上也可能有40%～50%的正常概率。在妊娠11周后可进行介入性产前诊断，若为异常可终止妊娠，染色体核型正常或者易位携带者继续妊娠、正常产检。

（2）植入前诊断＋产前诊断。

对于无法承受反复流产或已经历反复流产的夫妇，可以采取这种方法。即可通过体外受精后，在植入子宫之前对胚胎进行遗传学诊断，选择染色体正常的胚胎或者染色体平衡易位携带的胚胎（当无完全正常的染色体胚胎时的选择）植入子宫，在妊娠早期或中期，再进行产前诊断进一步确认，这就是所谓的第三代试管婴儿技术。

（3）供精。

如果丈夫为染色体平衡易位携带者且可接受供精，则可通过正常渠道到精子库寻求帮助。

（4）供卵。

若妻子为染色体平衡易位携带者且可接受供卵，则可通过正规渠道到生殖中心寻求帮助。

供精、供卵都需通过体外受精和胚胎移植技术实现，如图3－19所示。

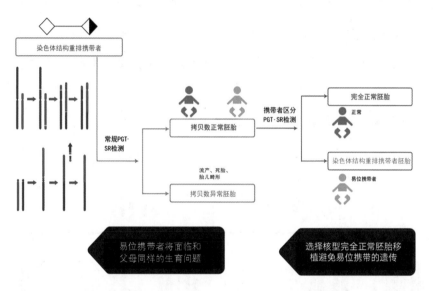

图3－19　染色体平衡易位患者可通过第三代试管婴儿技术选择染色体正常的胚胎移植

✔ 什么是染色体的罗伯逊易位？

罗伯逊易位，又称着丝粒融合。这是发生于近端着丝粒染色体质（指D组、G组染色体，包括13号、14号、15号、21号、22号染色体）的一种易位形式。当两个近端着丝粒染色体在着丝粒部位或着丝粒附近部位发生断裂后，二者的长臂在着丝粒处结合在一起，形成一条由长臂构成的衍生染色体；而两个短臂则构成一个小染色体，小染色体往往在第二次分裂时丢失，这可能是其缺失着丝粒或其完全由异染色质构成所致。由于丢失的小染色体几乎全是异染色质，而由两条长臂构成的染色体上则几乎包含了两条染色体的全部基因。因此，罗伯逊易位携带者虽然只有45条染色体，但表型一般正常，只有在形成配子的时候会出现异常，造成胚胎死亡、流产或出现先天畸形的患儿。罗伯逊易位携带者可产生6种配子（图3－20），其中1种为正常，1种为表型正常的易位携带者，其他4种均为非平衡配子，因而女性罗伯逊易位者常常表现为复发性流产，男性罗伯逊携带者还常因睾丸生精功能障碍而导致不育。

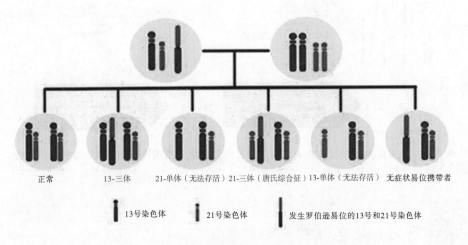

图3-20　罗氏易位唐氏综合征的发生原理示意

什么是单亲二体（UPD）？有什么风险？

当一对染色体中的任意一条都来自父亲或母亲一方时即为单亲二体，印迹效应可以显示其没有来自父母另一方的遗传信息。

UPD 疾病在产前发育异常、儿童智力低下、发育迟缓等很多疾病中都是非常重要的一个原因。它的发病率不算低，人群携带率约为 1/2000，发病率约为 1/4000，其发病率相比唐氏综合征 21－三体也少不了多少，但相比 18－三体、13－三体等疾病的发病率要高得多。

我们每个人都有 1 号到 23 号共 23 对染色体。每号染色体都是一条来自父亲，另一条来自母亲，所以总数是 23×2＝46（条）。对于任何一对染色体来说，假如两条全是爸爸给的、妈妈没给，或反过来两条全部都是妈妈给的、爸爸没给的情况即为单亲二体。比如说，15 号发生了 UPD，就写作 UPD15，中文读法为 15 号染色体单亲二体。对于单独某一条染色体的变化，只能叫单体、二体、三体。只有当所有的一整套染色体都发生变化时，才能叫××倍体。比如，胚胎染色体变成了 69 条，每号染色体都从两条变成了 3 条，这种情况就叫三倍体。那么，单亲二倍体又是什么情况呢？这种两套所有染色体（23 对/号）都来自一个亲本的情况就叫作单亲二倍体，所有的 23 号染色体的每一条都是单亲二体，总称为单亲二倍体。简单来说，单独某一条 UPD，叫××号单亲二体；所有染色体都是 UPD，那就叫单亲二倍体。

单亲二体导致基因印迹的异常表达，从而引起疾病，是很罕见的（但是随着分子检测技术的迅速发展，罕见情况也变得不是那么难见到了），并

被认为还涉及"三体挽救",即合子开始时为三体,而 3 条染色体中的一条丢失后导致单亲二体。

此外,假如相同的染色体为复制品(同源二体),而染色体又带有常染色体隐性遗传病的一个异常等位基因,那么这位带有单亲二体的人可能会出现常染色体隐性遗传病,尽管其父母中只有一方是携带者。所以说,UPD 的风险在于基因印迹异常表达发生的疾病,另外就是本来该条染色体上只是携带常染色体隐性遗传基因,而变成两条同样的,即由杂合子(携带者)变成了纯合子(患者)。

✔ 什么是基因印迹呢?

基因印迹(gene impringting)也称作基因组印迹(genomic imprinting)、配子印迹(gametic imprinting)或亲源印迹(parental imprinting),是近年来发现的一种不遵从孟德尔定律的依靠单亲传递的某些遗传学性状的现象,也就是某些基因呈亲源依赖性的单等位基因表达,其另一等位基因不表达或表达极弱,仿佛这些基因的不同亲本来源的一对等位基因上带有某种可供识别的印迹,所以具有这种现象的基因被称为基因印迹。基因印迹在体细胞的分裂中是可遗传的,但在配子形成的过程中可以擦除和重新建立。基因印迹在人类遗传性疾病尤其是肿瘤发生中的作用正引起越来越多的关注。

17 什么样的染色体检测报告代表正常？染色体多态性是什么意思？

人类染色体总数为 46 条（23 对），其中 22 对共 44 条为常染色体，剩下的 1 对为性染色体，决定男女性别。正常的染色体检测结果采用"46，XX"或"46，XY"表示。在正常人群中，经常可见到各种染色体形态的微小变异，称为染色体多态性。染色体多态性在人群中的发生率约为 2.6%。这种多态性是可以遗传的，有家族聚集现象。

与传统的染色体异常不同，染色体多态性是指广泛存在于与正常人群中的染色体的各种微小变异，表现为同源染色体结构和带纹强度的差异，一般涉及在遗传上不活跃的、含高度重复 DNA 序列的结构异染色质区，没有转录活性。这类恒定而微小的变异是符合进化动力学的，通常没有明显的表现效应和病理学意义，因此，染色体多态性一般不会对表型造成严重影响。

多态性通常仅涉及一对同源染色体中的一个，主要包括 1 号、9 号、16 号染色体次缢痕区加长或缺如，9 号染色体臂间倒位，D/G 组染色体短臂及 Y 染色体长臂长度变异等。

目前，越来越多的学者研究表明，这些遗传上相对不活跃、含高度重复 DNA 结果的染色体多态性与男性不育症、女性不良妊娠关系密切。外周血染色体核型分析可以帮助患者找出病因、明确诊断，为辅助生殖提供遗传咨询。

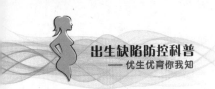

18 我做的"唐筛"检查没有异常,四维超声检查也没有异常,医生又让我做"糖筛"?有必要吗?

"唐筛"与"糖筛"是两种完全不同的检查项目。"唐筛",筛查的是唐氏综合征,针对的是胎儿的染色体非整倍体病。"糖筛",筛查的是孕期糖尿病,针对的是准妈妈孕期的糖代谢异常。"糖筛"是妊娠期糖尿病筛查的简称,一般在孕24～28周采血化验。筛查前空腹12小时,然后将50克葡萄糖粉溶于200毫升水中,5分钟内喝完,1小时后抽血检测,血糖值≥7.8 mmol为糖筛异常,需要进一步做糖耐试验。目前,大部分糖耐试验采用直接"糖耐"检查,指口服葡萄糖耐量试验(oral glucose tolerance test,OGTT),即人体葡萄糖负荷试验,被认为是现阶段确诊糖尿病的有效检查手段。准妈妈在孕24～28周行75 g口服葡萄糖耐量试验,测定空腹、服糖后1小时及2小时的血糖水平。任何一项血糖水平异常者,可诊断为妊娠期糖尿病(gestational diabetes mellitus,GDM),即空腹血糖值≥5.1 mmol/L,服糖后1小时血糖值≥10.0 mmol/L,服糖后2小时血糖值≥8.5 mmol/L。孕期血糖的水平高低,不但会对孕妈妈的妊娠结局产生直接影响,而且会增加后代患高血压、冠心病及糖尿病等代谢性疾病的发病率,影响母婴健康,同时还增加了分娩的风险。如果是孕早期血糖高的准妈妈还会增高胎儿先天性心脏病的发生率。有妊娠期糖尿病的准妈妈少数有"三多"

症状（多饮、多食、多尿），有些准妈妈孕晚期合并或并发巨大胎儿、羊水过多、胎膜早破、晚期流产或早产，但是出现这些并发症前，准妈妈大都没有不适，不痛不痒，不易引起重视。因此，孕中期做"糖筛"也是非常必要的，准妈妈一定不能忽视。

注意：对于孕前已诊断为糖尿病的准妈妈，孕前不需要行口服葡萄糖耐量试验。对肥胖、有不明原因死胎史、糖尿病家族史、巨大胎儿分娩史、多囊卵巢综合征患者，首次产检应明确是否存在妊娠前糖尿病（pre-gestational diabetes mellitus，PGDM）。或者通过空腹血糖、糖化血红蛋白直接诊断，就不需要行口服葡萄糖耐量试验了。诊断后通过饮食、运动不能控制好血糖的，需要使用胰岛素治疗并严密监测血糖。

19　胎儿生长受限（FGR）是什么？是不是加强营养就可以避免 FGR？

正所谓"母子连心"，对于准妈妈来说，最不想听到的莫过于腹中的胎儿出现什么问题。我今天要说的"胎儿生长受限"，就是胎儿可能有异常的一种信号。当听到胎儿偏小了，准妈妈大多都认为是自己吃得少了，于是认为通过各种补、各种吃就能赶上。那么胎儿生长受限是不是只是"长得矮、长的小"那么简单呢？准妈妈多吃就能让胎儿恢复正常生长吗？

单纯体质性小胎儿 VS 病理性胎儿生长受限的定义（2019 版胎儿生长受限的专家共识）：

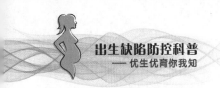

小于孕龄儿（small for gestational aginfant，SGA）：超声估测体重（estimated fetal weight，EFW）小于第 10 百分位数，或胎儿腹围小于第 10 百分位数。

FGR（fetal growth restriction）指受病理因素影响（母体、胎儿、胎盘疾病等），胎儿未能达到其遗传潜能，超声 EFW 或腹围低于相应胎龄应有体重或腹围小于第 10 百分位数者。

FGR 一般是做超声检查时发现的，严重的通过宫高、腹围的测量也能初步判断。随着医学的发展，临床上渐渐发现，这一定义无法充分界定"病理性"的胎儿生长受限。比如，有部分按照传统标准判断的生长受限胎儿，出生后并无异常。所以，胎儿生长受限，原来不仅是胎儿长得小那么简单。

一般而言，提示单纯体质性小胎儿的特征包括：

（1）胎儿轻度偏小，估计体重在第 5 至第 10 百分位数。

（2）整个孕期胎儿都在生长且生长速度与正常曲线平行。

（3）羊水量和脐动脉多普勒检查结果正常。

（4）腹围在最低第 10 百分位数以上。

准妈妈没有明显的合并症及并发症。而若不属于上述胎儿较小的情况，就需要高度警惕是否存在病理性的胎儿生长受限。

单纯体质性偏小胎儿的预后良好，大多在出生后能够实现追赶性生长。

胎儿生长受限的发病机制非常复杂，约 40% 的患者病因并不明确。以下因素都可能对胎儿发育产生影响。

（1）环境因素：长期熬夜或焦虑等。

（2）母体因素：营养不良。比如，妊娠呕吐严重者，母体矮小或有高血压、免疫系统疾病等。

（3）胎儿因素：遗传学异常，如染色体疾病、基因组疾病、单基因疾病；胎儿畸形或感染等。据文献报道，FGR 胎儿合并结构异常或中孕期超声软指标异常（如肠回声增强等）的发生率可高达 37%，但该研究未排除遗传学异常；当不合并染色体核型异常时，FGR 中超声异常的发生率约为 25%，以股骨短、脐膨出及腹壁裂多见。因此，建议对 FGR 胎儿的结构进行详细的超声检查。

（4）其他因素：胎盘功能不良和脐带过细等。

对于医生而言，没有确切原因就很难对症下药。

所以，往往需要孕妈妈们"拉网式"查找原因。比如，了解孕期是否熬夜及禁烟酒、查找感染、监测血压、羊水穿刺排除染色体异常等。如果还是没能找到确切原因，那么可以选择每 2～3 周复查一次超声进行随访。

尚缺少明确有效的药物治疗胎儿生长受限。

目前已经确定的是，除非胎儿生长受限的孕妈妈本身营养不良，不然吃再多高蛋白饮食、打再多营养针也纯属安慰。

另外，建议胎儿生长受限高危人群从孕 12～16 周开始服用阿司匹林，预防胎儿生长受限，但一般诊断为胎儿生长受限时，往往已经在孕 20 周以后了，所以使用效果欠佳。因此，我们强调早期预防和早期干预，并通过准确判断分娩时机来改善胎儿生长受限结局。

虽然有高达 82% 的胎儿生长受限远期预后良好，但是，仍有 10% 的新生儿会有不同程度的神经受损，8% 的会胎死宫内或者发生新生儿死亡。在其自身病因的基础上，有高达 43% 的早发型生长受限胎儿可能会在孕 32 周前面临早产，这也意味着这些胎儿将面临早产儿的并发症风险。比如，脑

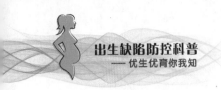

瘫、呼吸窘迫综合征、坏死性肠炎等。

因此，准确判断分娩时机尤为重要。孕期应该严密监护、早期识别并减少并发症发生。诊断胎儿生长受限之后，一定要重视超声监测。超声多普勒血流监测、胎心监测已经成为终止妊娠的重要参考，也是减少并发症的重要手段。

此外，准妈妈们应该更加严格地数好胎动，医生也会更加积极地使用胎心监护措施。

20 如何更好地做好二级预防，预防严重缺陷儿的出生？产前诊断究竟要怎么做？

很多孕妈妈不理解为什么做了多次 B 超检查后还要做羊水穿刺，实际上，出生缺陷的产前诊断是一个较为复杂的过程，其中较为常见的筛查方式包括 B 超检查、血清学检测、羊水穿刺、脐带血穿刺、绒毛穿刺等。

 B 超检查

大部分出生缺陷都可以被不同阶段的 B 超检查出来。B 超还是排查出生缺陷的重要手段。

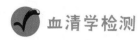 **血清学检测**

血清学检测可以筛查胎儿染色体是否异常，区分高风险、低风险及临界风险，通过数值和概率再做进一步检测。一般建议行早孕联合筛查。

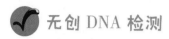 **无创 DNA 检测**

无创 DNA 检测是通过采集孕妇静脉血 5 ～ 10 mL 来检测基于孕妇外周血浆游离 DNA 高通量测序无创产前筛查胎儿基因组病。唐氏血清学筛查是针对唐氏综合征的效能检测，同时还能检测出部分微缺失、微重复综合征。筛查高风险及超声结构异常者仍需介入性产前诊断来明确，需做羊水穿刺、脐带血穿刺、绒毛穿刺。

羊水穿刺、脐带血穿刺、绒毛穿刺这 3 种有创检测基本上是产前诊断染色体病的"金标准"，当然，个别特殊情况需结合其他检查来综合评估（比如，低比率嵌合体）。不同孕周有不同的产前诊断方式，11 ～ 14 孕周一般采用绒毛穿刺；16 ～ 24 孕周通常采用羊水穿刺（南方医科大学第三附属医院该检测目前大多在 17 ～ 26 孕周进行）；孕 26 周以后一般采用脐血穿刺。

 超声检查有四个重要"节点"

(1) 12 孕周。

超声检查能筛查诸如无脑儿、部分严重的唇腭裂，NT 增厚、鼻骨缺失

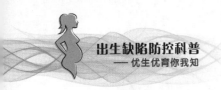

等染色体异常的超声软指标。

（2）22～24 孕周。

该时期是超声检查胎儿结构异常最佳时机，能筛查大体结构的异常，如心脏结构、肠道结构、肢体结构等。

（3）30 孕周左右。

孕早期没有发现或还没有出现的异常情况，在孕晚期可能逐步显现。

（4）37 孕周左右。

了解胎儿发育情况、评估体重、查看羊水量，进一步确定胎位等。一般来讲，如果无需要终止妊娠的合并症或并发症，会期待至 41 孕周后计划分娩，那么 40 孕周后笔者一般会建议行超声检查了解羊水量情况及胎儿生长指标的测量，尤其是腹围的测量，来评估继续期待是否安全，是否存在巨大胎儿、肩难产的高风险（尤其是合并妊娠期糖尿病）。

注意：在此期间，及时检查与诊断十分重要。

有些孕妈在孕中期做超声排查时发现胎儿有异常，但因个人犹豫不决及家庭的种种原因直到第 30 多孕周才到医院做诊断检查。原本可以通过羊水穿刺来做诊断，但由于胎儿月份太大，只能考虑取脐血。取脐血无疑增加了穿刺的难度和风险，对医生技术熟练程度的要求也更高。而且，一旦诊断结果为严重复杂的出生缺陷，对 30 多孕周的胎儿进行终止妊娠对产妇的身心伤害会更大。所以说，该做的检查需要及时去做。

21 二孩妈妈如何预防出生缺陷?

第一个孩子是健康的，二孩怎么会出问题？这是二孩妈妈的普遍心理，盲目认为二胎能够像头胎一样正常发育，甚至连产检都懒得及时去做。这是二孩妈妈的严重认识误区！二孩妈妈尤其是高龄二孩妈妈更容易发生出生缺陷。想要预防出生缺陷要做好以下几点。

产前检查、产前诊断更重要

由于二孩甚至三孩妈妈通常已经是高龄孕妇，出现糖尿病、高血压、高血脂等基础性疾病的风险高，发生代谢综合征的概率也越高。此外，甲状腺疾病是中国育龄女性的常见疾病之一，妊娠期女性如果出现甲状腺功能异常，会增加胎儿流产、早产及影响胎儿智力发育的风险。

注重孕前检查

随着年龄的增长，女性宫颈病变等发生率随之增高，一些妇科疾病的筛查需要在孕前做好。

怀孕期间饮食均衡是关键，准妈妈们常常听到：多吃水果；感冒别吃药，吃药对孩子不好；等等。但其实这些并没有科学依据，不能一概而论。

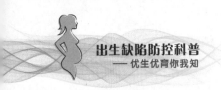

对孕妇而言，饮食均衡、适当运动是很关键的。准妈妈要减少进食碳水化合物，特别是有妊娠期糖尿病的准妈妈，比如，粥、粉、面、馒头、包子等淀粉类食物要限定摄入量。

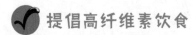
提倡高纤维素饮食

高雌激素和孕激素导致肠道蠕动缓慢，使孕妇容易便秘，高纤维素饮食能够帮助孕妇缓解便秘。

补叶酸

叶酸是胎儿神经管系统形成的重要微量元素，叶酸缺乏的人群，分娩出的婴儿出生缺陷发生率更高，同时叶酸也是合成血红蛋白的成分，能降低高脂血症的发生率。因此，孕前及孕中需要补充适量叶酸或含叶酸的复合维生素。

适当运动

怀孕期间，孕妇处于血液高凝状态，久坐不运动容易引起下肢静脉压迫，进而发生静脉栓塞，孕产妇很多高发疾病都与栓塞相关，所以适当运动对孕妇有益。

药物的影响远不及病毒感染带给胎儿的影响大，如果孕妇发生较为严重的感冒，硬撑可能对孩子更不利，及时看医生，遵嘱医嘱治疗才是关键。

22 高龄妊娠为什么要做羊水穿刺？

高龄产妇，是指预产期年龄不小于35周岁的孕妇。高龄产妇进行羊水穿刺检查是为了了解胎儿是否具有一些常见的染色体疾病。根据我国《母婴保健法实施办法》的相关规定，预产期年龄≥35岁的高龄孕妇应进行有创产前诊断，若有穿刺禁忌证，则应在专科医生的指导下，在患者充分知情后选择无创筛查。

随着年龄的增长，人体的生殖细胞很容易发生染色体畸变，即使是双亲染色体核型都正常的家庭，也容易发生胎儿染色体异常情况，而35岁就是一个"分水岭"，其中尤以唐氏综合征最为高发（图3–21）。

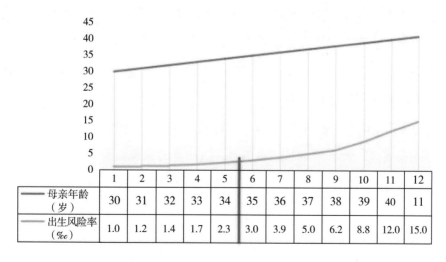

	1	2	3	4	5	6	7	8	9	10	11	12
母亲年龄（岁）	30	31	32	33	34	35	36	37	38	39	40	11
出生风险率（‰）	1.0	1.2	1.4	1.7	2.3	3.0	3.9	5.0	6.2	8.8	12.0	15.0

图3–21 孕妇年龄与21–三体风险率的关系

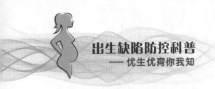

这也就是为什么对于高龄妊娠的准妈妈，医生会直接建议进行有创产前诊断——羊水穿刺。羊水穿刺检查是直接抽取羊水，从中分离出胎儿脱落细胞并进行相关检测，以便诊断胎儿染色体情况。如果不进行这项检查，则无法了解胎儿的染色体情况，而染色体异常是出生后无法改变的，其带来的缺陷及疾病也是无法很好地改善及针对性治疗的。

对于医生提出的筛查与诊断的建议，许多家庭都不以为然。认为自己第一胎或家族里并没有这一类型的宝宝出生过，没有什么问题，漠视医生的诊疗意见。

然而，许多染色体疾病恰恰是多发于这类双亲染色体核型都正常的家庭。

近期一个高龄妊娠的病例，孕 3 产 1，生育过一个健康的男孩，胚胎停育一次；因高龄妊娠（37 岁），孕中期转诊过来咨询，建议行羊水穿刺，同时告知无创 DNA 检测的无创性及局限性。准妈妈认为第一胎也没做这些检查，都挺正常的，现在才 37 岁，NT 筛查正常，年龄也并不算大，当时表示不愿意行羊水穿刺及无创 DNA 检测。好在她回家跟家人商量后再次前来咨询，不过仍拒绝行羊水穿刺，要求行无创 DNA 检测（NIPT），她被告知 NIPT 和 NIPT-PLUS 的区别，选择了后者；孕 21 周结果提示 4p16.3-p11 重复高风险，片段大小 49.22 Mb，患儿临床表型差异大，包括产前、产后生长迟缓、进食困难、呼吸困难、运动发育迟缓、颜面部畸形；其他特征包括骨骼和肾脏畸形、心脏缺陷、眼部异常和男性生殖器异常等。遂在孕 22⁺周行羊水穿刺，胎儿染色体核型分析：提示 2 号染色体增长 1 片段，结合无创 DNA 结果考虑不排除胎儿父母染色体平衡易位所致，随之，经过详细的遗传咨询后同意行染色体核型分析；同时，胎儿 CMA 结果也出来了：胎儿2号染色体片2p25.3缺失1.3 Mb，包含13个基因，根据已知数据意义不明确；4号染色体4p16.3-p11发生重复，片段大小为49.0 Mb，包含333个基因，该区域重复会导致4p三体综合征，主要表型：智力低下、喂养困难、特殊面容、早期肌张力高随后肌张力低下，部分表现为手脚等骨骼系统异常；建议：胎儿父母一方可能为染色体平衡易位携带者，胎儿父母行染色体G显带检查。果不其然，胎儿父亲的染色体核型提示为2号染色体核4号染色体平衡易位。其间，孕妇在多个三甲医院行系统超声筛查，未发现有明确的胎儿畸形。试想：如果该孕妇未行无创DNA，或者选择的是NIPT基础版，或者是NIPT-PLUS漏诊了，抑或认为超声未见异常而未遵嘱行羊水穿刺验证，那么一个明确致病的染色体重复综合征的患儿就出生了，对于一个包含333个基因片段的重复，其缺陷的严重程度超过唐氏综合征患儿。

从这个病例中，我们想告诉大家的是：①检测范围NIPT-PLUS是优于NIPT的，不过仍是一种筛查手段，确诊需通过介入性产前诊断；②NT超声、孕中期系统筛查（排畸）超声排除不了大部分胎儿染色体异常、微缺失、微重复综合征，细小的、不典型胎儿结构异常在宫内不一定能被发现；③生育过正常孩子的夫妻不一定染色体就正常，必须严格按要求进行筛查、产前诊断，尽力实现优生优育。

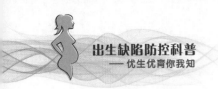

23 关于第三代试管婴儿技术的常见问题

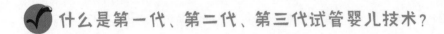 什么是第一代、第二代、第三代试管婴儿技术？

第一代试管婴儿技术，又叫常规体外受精-胚胎移植（in vitro fertilization-embryo transfer，IVF-ET），是指将男方精子与女方卵子取出体外，在实验室内使其受精，发育成胚胎，然后选择优质胚胎放入女方子宫内，着床、发育直至分娩。

第二代试管婴儿技术，又叫卵泡浆内单精子显微注射技术（intracytoplasmic sperm injection，ICSI），是指在显微镜下选取形态正常、活力好的精子，用特殊的超细针直接注射入卵细胞浆内帮助受精形成胚胎的技术。

第三代试管婴儿技术，又叫植入前胚胎遗传学检测。通过从胚胎中选取少量的滋养外胚层细胞（5～10 个），来检测胚胎是否含有特定疾病致病基因或者异常染色体，选取正常胚胎进行移植。

第三代试管婴儿技术是不是比第二代好？第二代试管婴儿技术是不是比第一代好？

不是。第一代、第二代、第三代试管婴儿技术仅仅是对 3 种试管婴儿技术类型的俗称。

3 种不同类型的试管婴儿技术是为了解决不同生育问题而诞生的，没有好坏之分。具体做第几代需要临床医生根据患者的实际情况进行选择。事实上，它们的真正区别在于适用于不同的情况、适应证不同。

试管婴儿技术适用情况说明：

第一代试管婴儿技术适用于输卵管不通、粘连，卵泡发育障碍和排卵异常，子宫内膜异位症等女性因素引起的不孕不育。

第二代试管婴儿技术适用于男方患严重的少、弱精子症，梗阻性无精子症，IVF 受精失败等男性因素引致的不育。

第三代试管婴儿技术适用于夫妇任——方染色体异常；有生育过染色体异常患儿的病史，如多次非整倍体妊娠史；夫妇双方或一方患有单基因遗传病，或携带单基因遗传病基因等因素引致的生育问题。

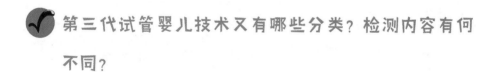

第三代试管婴儿技术又有哪些分类？检测内容有何不同？

第三代试管婴儿技术是以 ICSI 技术为基础，结合胚胎显微操作、分子遗传学、分子生物学等技术，从胚胎中选取少量的滋养外胚层细胞（5 ～ 10 个），通过这几个小小的细胞来进行遗传学检测，从而选择合适的胚胎移植入宫腔，最终获得健康的宝宝，这是可以用于最早期胚胎疾病诊断的一种方式。

临床上，我们主要采用植入前胚胎遗传学检测（preimplantation genetic testing，PGT）的方法对选取的细胞进行检测。PGT 又细分为 PGT-

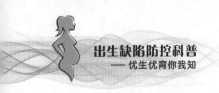

A、PGT-M、PGT-SR。其中，PGT-A 是针对胚胎染色体非整倍体检测的植入前胚胎遗传学检测技术，"A"是指非整倍性（aneuploidy），"M"是指单基因遗传病（monogenic disorder）。PGT-SR 是针对染色体结构变异（胚胎是否携带平衡易位/罗氏易位/倒位）检测的植入前胚胎染色体结构变异检测技术，其中，SR 是指结构重组（steructural rearrangement）。

 目前 PGT 的活检方法是否会对胎儿带来不利影响？

目前 PGT 的活检方法不会对胎儿带来不利影响。胚胎植入前遗传检测（PGT）的检测样本主要有卵裂球细胞和囊胚滋养层细胞两类。卵裂期和囊胚期取样的优点、缺点如表 3 −1 所示。

表 3 −1 卵裂期和囊胚期取样的优点、缺点

胚胎发育时期	优点	缺点
卵裂期	可活检的胚胎数相对多，可实现鲜胚移植	检测结果不如囊胚期取样稳定、可靠；存在降低胚胎发育潜能的风险；胚胎嵌合异常检出率较差
囊胚期	取滋养层细胞，不损伤内细胞团，对胚胎发育影响微弱；5～10 个细胞进行后续检测，结果稳定，诊断准确性高	可用于活检的胚胎数量较少，甚至没有；体外培养时间较长，对胚胎培养体系要求较高；不能鲜胚移植，需要冷冻胚胎

一般技术许可的情况下，建议取囊胚期滋养外胚层细胞。囊胚滋养层细胞为胎盘发育的真实细胞，不会发育胎儿。至今还没有数据显示，通过囊胚期活检进行 PGT 检测后出生的婴儿比自然受孕的婴儿畸形率高。

冷冻胚胎会不会影响胚胎的质量？

冷冻胚胎与新鲜胚胎并无明显区别。对于部分有生殖障碍的患者来说，冷冻胚胎具有更高的种植率和临床妊娠率及更低的异位妊娠率。

从胚胎角度来讲，冷冻胚胎在零下 196 ℃的情况下，代谢几乎完全静止，不会衰老，储存时间长短对其发育潜能及健康状况没有显著影响。

从患者角度来讲，部分女性会在促排卵后一小段时间里暂时性内分泌紊乱，从而会影响试管婴儿的成功率。而冷冻胚胎移植则可以在药物反应消失后，或等女性身体调理好后再做。如此，移植成功率反而更高。

 PGT 检测技术的局限性有哪些？

（1）该技术不能检测单倍体、三倍体、多倍体等全部染色体成倍增加或减少的异常。

（2）高通量测序平台可检测大于 30% 嵌合比例的胚胎嵌合体，但是对嵌合体胚胎的移植机制目前尚未研究清楚，如果检测结果显示没有正常的胚胎，建议考虑移植嵌合体胚胎。

（3）由于植入前的胚胎可能存在嵌合体的问题，活检的细胞不能完全代表胚胎团的全部遗传信息，所以会出现 PGT 检测结果为正常，但移植胚胎异常的可能，患者在确定妊娠后，要根据医生的建议和要求进行羊水或者绒毛的产前诊断。

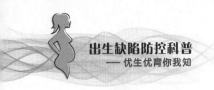

24　做了产前诊断能确保宝宝一定健康吗?

　　答案是否定的。首先,经过前面关于血清学筛查的介绍、超声的详解、产前诊断方法及各种检测方法的科普,大家可能知道通过完善的产检筛查及必要的产前诊断能阻断一些严重出生缺陷儿的出生,但也会了解到各项检查、检测的局限性。

　　网上有不少帖子提到孕期一次产检也没落下,却生出畸形宝宝、唐氏患儿宝宝、遗传代谢病宝宝、智力障碍宝宝的案例。有些确实是无法避免的。哪怕是唐氏患儿筛查,因为唐筛、超声的局限性,仍然有产前筛查未发现异常而生下唐氏患儿的小概率事件发生。有些新发的单基因显性遗传病甚至遗传自父母的隐性遗传病(家族中无先证者),如果该病在胎儿期无表型,那也无法想到要进行介入性产前诊断查相关基因,哪怕是因为其他原因进行了介入性产前诊断。比如,高龄妊娠,检测项目仅仅是染色体核型和基因芯片;又如,先天性代谢异常中绝大部分生化代谢异常疾病,如黏多糖症,需要等到宝宝出生进食后才会逐渐发病。因此,许多致死性的生化代谢异常,在产前无法辨认,除非妈妈已生过类似疾病的宝宝,即有先证者且明确了致病基因,那么这一次妊娠可以通过进行目标基因的一代测序来明确是否存在与先证者同样的致病突变。

　　不能说做了产前筛查、产前诊断就能查出所有的问题、保证胎儿一定健康。但是,通过完善的产前检查、产前筛查、遗传咨询、产前诊断还是能够发现及避免较大部分缺陷儿的出生的，能够将严重出生缺陷儿的出生率尽可能降低。

最后，希望每位准妈妈按时产检，按流程进行产前筛查、进行必要的产前诊断，迎接健康可爱的宝宝出生！

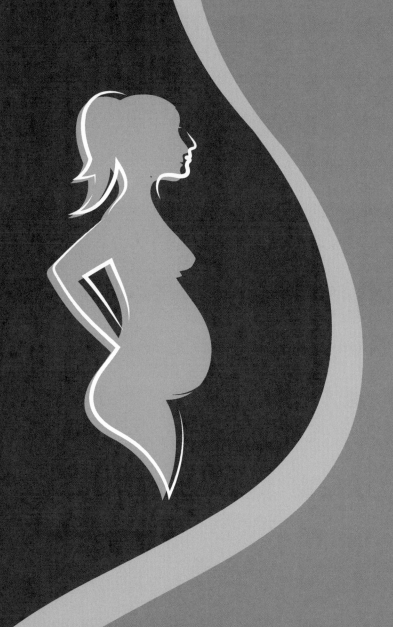

三级预防 —— 新生儿疾病筛查

新手爸妈可能经常为不知如何判断自己的孩子是否是一个健康的孩子而困扰。除了接受孕前、孕期的科学指导外，孩子出生后的新生儿疾病筛查也十分关键。当宝贝们在医院呱呱坠地，宝爸宝妈们会收到医护人员递上的一份关于新生儿疾病筛查的知情同意书。阅读了同意书后，或许各位的脑海中会冒出一个个疑问：这些陌生的专业医学疾病到底是什么？一定要做吗？结果什么时候出来？万一有问题怎么办？下面笔者和深受家长们喜爱的南方医科大学第三附属医院儿科刘婧华医生一起来解答关于新生儿疾病筛查的一些疑问。

1 什么是新生儿疾病筛查？

新生儿疾病筛查是指新生儿期对一些严重危及儿童生命、危害儿童生长发育、导致儿童智能障碍的一些先天性疾病、遗传性疾病进行群体筛查，采用快速、简便、敏感的方法筛检，早期诊断，及时治疗，以避免儿童受到不可逆损害的一种措施。

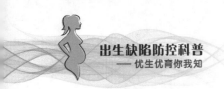

2 为什么要进行新生儿疾病筛查?

随着围产技术的发展,一些先天缺陷疾病已能通过宫内诊断发现。然而,部分先天性代谢性疾病,在疾病早期无异常或无特异性表现,常常因不会引起家长甚至医生的注意而延误诊断和治疗,可一旦发病不是危及生命就是造成智力或机体的永久性损伤。因此,为使这类疾病得到及时治疗和有效控制,在早期没有症状的时候就能检查出来是非常有必要的。新生儿疾病筛查是早发现、早诊断、早治疗先天性疾病的有效措施,可使患儿在未出现不可逆损害前得到早期诊治,避免或减少严重后果的发生。所以,宝爸宝妈们一定要重视哦。

3 国内外开展新生儿疾病筛查的状况如何?

常见新生儿疾病主要包括两类:遗传代谢病和听力障碍。1993 年,美国国立卫生院提出所有适龄儿都要接受听力筛查。2011 年,美国疾病控制与预防中心（Centers for Disease Control and Prevention, CDC）宣布新生儿疾病筛查为十大公共卫生成就。2014 年,外国专家正式提出"新生儿听力及基因联合筛查"的理念。

美国是最早开始新生儿疾病筛查的国家，1962 年开始大规模筛查苯丙酮尿症（phenylketonuria，PKU），现其筛查覆盖率已达 100%。

我国于 1995 年在《中华人民共和国母婴保健法》中提出逐步开展新生儿疾病筛查工作，先后分别立法并建立新生儿筛查技术规范等。我国新生儿筛查（以下简称"新筛"）工作得到了快速发展并逐步进入法治化管理的轨道，是提高人口素质的一大举措。2008 年，中华人民共和国卫生部（现中华人民共和国国家卫生健康委员会）出台的《新生儿疾病筛查管理办法》将新生儿遗传代谢病纳入国家强制筛查病种中。广东省是全国较早开展新筛项目的省份之一。20 世纪 80 年代末，广州市率先建立全省首家新筛中心。目前，广州市新生儿免费筛查病种包括苯丙酮尿症（PKU）、先天性甲状腺功能减低症（congenital hypothyroidism，CH）、葡萄糖 –6 – 磷酸脱氢酶（G-6-PD）缺乏症、先天性肾上腺皮质增生症（congenital adrenal hyperplasia，CAH）及新生儿耳声发射听力筛查。

4 什么是遗传代谢性疾病？

遗传代谢性疾病是由于遗传基因的突变导致正常代谢中的酶、受体、载体及膜泵生物合成发生遗传缺陷，导致机体不能分解或合成相应的营养物质，从而使正常生理过程所必需的物质不足，非必需甚至有害物质发生堆积，从而增加身体负担，引发代谢性障碍导致生理功能异常的疾病。目前，免费筛查项目中的苯丙酮尿症、先天性甲状腺功能减低症、葡萄糖 –

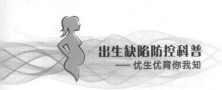
6-磷酸脱氢酶缺乏症、先天性肾上腺皮质增生症都属于遗传代谢性疾病，也称遗传代谢病。目前已发现 500 多种遗传代谢病，是人类疾病病种最多的一类疾病。虽然每种遗传代谢病发病率低，但由于种类繁多，总发病率可高达 1：3000。部分遗传代谢病在新生儿早期（数小时或几日）即可出现临床表现；部分遗传代谢病可在幼儿期、学龄前期与学龄期、青少年期甚至成年期发病。如未早发现，儿童可出现不可逆严重损害，如智力低下、终身残疾，甚至死亡。

5　目前国家提供的免费新生儿疾病筛查项目有哪些？

目前，国家提供的免费新生儿疾病筛查的项目有：苯丙酮尿症（PKU）、先天性甲状腺功能减低症（CH）和葡萄糖-6-磷酸脱氢酶（G-6-PD）缺乏症（属于遗传代谢性疾病），先天性肾上腺皮质增生症（CAH）及新生儿听力筛查。这些筛查项目对应的分别是什么样的疾病呢？

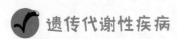 遗传代谢性疾病

（1）苯丙酮尿症（PKU）。

这是一种常见的氨基酸代谢病，是由于苯丙氨酸代谢途径中的酶缺陷，使得苯丙氨酸不能转变成为酪氨酸，导致苯丙氨酸及其酮酸蓄积并从尿中

大量排出。临床主要表现为智能落后，出现小头畸形、抽搐、色素减少等症状，患儿尿液中有特殊的鼠尿味。对于这一部分患儿，正常的食物对他们而言是毒物，因此，这些患儿只能进食不含苯丙氨酸的食物。本病属常染色体隐性遗传。早期诊断与治疗后，新生儿仍可正常生长发育。

（2）先天性甲状腺功能减退（CH）。

这种病能导致儿童体格发育和智力发育障碍。这种病是由于先天性甲状腺功能发育迟缓或缺如，不能产生足够的甲状腺素［筛查结果中 TSH（促甲状腺素）升高］，使细胞不能有效利用血糖、交感神经兴奋性降低，致使包括骨骼、大脑等器官发育受阻，出现以呆傻、身材矮小为主要表现的症状，因此又称为呆小症。该病早期无明显的表现，一旦出现症状，往往是不可逆的。目前，该病的治疗已非常成熟，一般认为能够在出生两个月内发现并及时治疗、终身服药，智力可基本正常；出生后超过 10 个月发现并治疗的，智商只能达到正常人的 80%；大于两岁才发现的，智力落后不可逆。

（3）葡萄糖 –6 –磷酸脱氢酶（G-6-PD）缺乏症。

这是最常见的一种遗传性酶缺乏病，俗称蚕豆病。本病临床表现的轻重程度不同，在无诱因的时候跟正常人一样，无须特殊处理，部分患者可表现为慢性溶血性贫血症状。常因进食蚕豆，服用或接触某些药物、感染等诱发血红蛋白尿、黄疸，严重者可引起急性胆红素脑病、贫血等急性溶血反应。甚者可引起肝肾或心衰，乃至死亡。

本病是一种连锁不完全显性遗传疾病，突变基因位于 X 染色体上，多发于男性，杂合子女性 G-6-PD 活性偏低，但无溶血；纯合子女性可发病，但很少见。控制 G-6-PD 的基因呈复杂的多态性，可形成多种 G-6-PD 缺乏

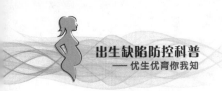

症的变异型。该病诱因有：①蚕豆；②氧化药物，如解热镇痛药、磺胺药、硝基呋喃类、伯氨喹、维生素 K、对氨水杨酸等；③感染，病原体为细菌或病毒。

新生儿筛查及产前筛查可早期诊断、早期防治。建议患 G-6-PD 儿童随时携带 G-6-PD 保健卡，注明禁用和慎用的氧化作用药物（如磺胺类）。避免食用蚕豆及其制品，避免接触樟脑等引起红细胞破坏的因素，便于他人了解儿童病情，有效避免发生溶血。

先天性肾上腺皮质增生症（CAH）

先天性肾上腺皮质增生症（CAH）是一组常染色体隐性遗传病，由于肾上腺皮质激素合成过程中酶的缺陷所引起的疾病，其中 21－羟化酶缺失症最常见，根据病情严重程度分为失盐型、单纯男性化型及经典型。失盐型患儿常于生后 2 周内出现呕吐、体重不增、皮肤黝黑、高钾血症、低钠血症、酸中毒等表现，严重者可危及生命。女性患者常伴有不同程度的外生殖器畸形，性别模糊难辨，女性男性化，成年后不育；男性可表现为性早熟，心理和智能发育障碍症，早期给予氢化可的松等皮质激素替代可保证生长发育正常，患病率约为 1∶13000。

新生儿听力筛查（UNHS）

耳聋是全球面临的重大公共卫生问题，是最常见的出生缺陷之一。其中，约 60% 的耳聋是由于遗传因素造成的。我国新生儿耳聋发病率为

0.1%～0.3%，高危新生儿为 2%～ −4%，现有听力障碍患者 2004 万，每年约有 3 万重度听力障碍的新生儿出生。听力损失如不能被及时发现，不但影响儿童（言语和认知发育、教育、就业、婚育）及家庭（沟通障碍、心理、经济负担），而且还会成为社会的沉重负担，影响社会经济发展。

新生儿听力筛查（universal newborn hearing screening，UNHS），是通过耳声发射、自动听性脑干诱发电位等方法，在新生儿出生后自然睡眠或安静的状态下进行的客观、快速和无创的检查。可以对新生儿及婴幼儿进行早期听力筛查，对听力筛查不通过者进一步检查，对诊断听力受损的婴幼儿进行科学的干预（佩戴助听器、人工耳蜗植入、人工耳蜗植入后康复训练等）和康复训练，以达到减少聋哑的发生。绝大多数可以正常生活。因此，新生儿听力筛查有助于早发现、早干预先天性听力障碍的患儿，对提高人口素质有很重要的意义。尤其是具有高危因素的新生儿，不仅要及时进行筛查还要定期进行复诊，以免漏诊。

听力筛查注意事项：

（1）新生儿听力耳声发射法客观、敏感和无创伤。筛查结果分为通过和不通过两种，筛查不通过者，应在 42 天内到筛查机构进行复筛。

（2）未通过复筛的婴儿需在 2～3 月龄内到广州市妇女儿童医疗中心听力中心或者其他具有新生儿听力检测资格的三级医院诊断评估。

风险提示：无论采用何种筛查方法，由于个体的生理差异和其他因素的影响，个别患者可能呈假阴性，即使通过筛查，也需要定期进行儿童保健检查。

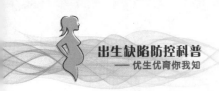

 早产儿视网膜病变筛查

对于早产儿的视网膜病变筛查是也是非常有必要的。早产儿视网膜病变是儿童致盲的重要原因之一。常发生于早产儿、低出生体重儿，据报道该病在欧美国家及我国台湾地区早产儿的发生率为20%。而随着医学的发展，早产儿、低出生体重儿存活率明显提高，早产儿视网膜病变在我国的发病有上升趋势。对早产儿、低体重儿进行早期筛查和早期治疗，可以减少因此病导致视力低下甚至眼盲儿童的发生，对提高出生人口素质具有非常重要的意义。

6 除了上述政府免费筛查项目外，常见的自费筛查项目有哪些？

目前，南方医科大学第三附属医院提供的项目还有遗传性耳聋基因筛查和串联质谱法等多种遗传代谢病筛查。

 新生儿遗传性耳聋基因筛查

约有60%的耳聋是由于遗传因素造成的。

目前，听力检查主要分为两个方面，一是物理手段检测，二是基因检测。

听力筛查主要针对听力检查的物理检测手段，是通过观察声音刺激所引起的反应，以了解听觉功能状态和诊断听觉系统疾病的检查。检查听力可用纯音、噪音、短声或语言，由声源直接或经仪器送到受检耳。

主流的检测手段是通过采集受试者血液或血斑标本，使用分子手段检测致聋基因，以明确病因。基因检测手段适用于所有的新生儿，根据检测结果和家属听力状况综合分析，并给予遗传咨询和早期干预，针对新生儿的特殊情况，更建议使用听力筛查与遗传性耳聋基因检测联合筛查。

串联质谱分析技术（MS/MS）筛查多种遗传代谢病

串联质谱技术可以分析血液中多种化学物的浓度。通过一次检测，便可以知道一些代谢产物数值是否在正常范围内，只需数滴血，通过一次检测，在几分钟内检测数十种氨基酸、有机酸、脂肪酸代谢紊乱的疾病，是一种高灵敏性、高特异性、高选择性及快速检测技术。

目前，南方医科大学第三附属医院开展的 MS/MS 可筛查 18 种氨基酸代谢病、14 种有机酸代谢性疾病、15 种脂肪酸代谢性疾病，筛查的具体病种各家医院开展的可能有所不同（筛查的具体病种详见知情同意书上列出的）。该项目属于自费项目，价格 300 多元。对有不明原因新生儿死亡、流产史、死胎史、高危儿需要住院的，新生儿，生长发育迟滞、智力倒退、神经系统症状，如抽搐、癫痫、低血糖、尿酮阳性以及一些其他系统的症状等的家庭建议筛查，对没有高危因素的家庭，如果经济条件允许也可考虑筛查，毕竟患儿常常来自健康父母的家庭。

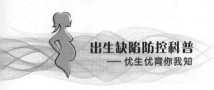
7 什么是半乳糖血症？

半乳糖血症（galactosemia，GAL）是一种由于半乳糖代谢通路中酶缺陷所引发的常染色体隐性遗传代谢病。由于缺乏利用半乳糖必需的酶，无法代谢半乳糖，血液中半乳糖含量升高，临床表现为呕吐、腹泻、低血糖、肝功能异常、出血、黄疸、肝肿大、白内障、发育迟缓、智力低下等症状，若不及时防治，则在婴儿期就会死亡。若早期诊断出来，喂养不含乳糖和半乳糖的食物，则可以正常发育。经典型半乳糖血症诊断主要依赖临床表现和辅助检查，若基因检测发现致病突变或酶学检测发现酶活性显著下降，则可确诊。

根据美国新生儿筛查结果，经典型半乳糖血症的发病率为 1/48000。浙江省新生儿筛查数据显示，半乳糖血症总体患病率为 1/189857，其中 GALT 缺乏导致的经典型半乳糖血症的发病率为 1/759428。

目前，很多国家已将半乳糖血症的筛查纳入新生儿筛查范围，通常是采用荧光定量方法检测新生儿足和血滤纸片中的半乳糖含量。南方医科大学第三附属医院开展的串联质谱筛查（MS/MS）中包含筛查该疾病。在此提醒宝爸宝妈们，如果新生儿喂养中出现上述临床表现请尽早就医。

8 目前南方医科大学第三附属医院提供的采血新生儿筛查选项有哪些?

（1）免费四项：（TSH/Phe/G6PD/17-OHP），即 CH/PKU/G-6-PD/CAH。

（2）新筛五项：免费四项+MS/MS。

9 如何进行新生儿遗传代谢性疾病筛查及结果查询?

新生儿遗传代谢性疾病筛查具体操作方法：小儿出生48～72小时之后，哺乳8次以上，采3～4滴足跟血，留取血片后集中送检。

结果在送检标本后约2周可通过医院提供的微信公众号或者网站查询。

比如，广州市筛查结果查询：监护人登录"广州新筛网"（www.gznsn.net）或者关注"广州市新生儿疾病筛查"中心微信公众号查询筛查结果，筛查中心通过手机短信通知监护人。通常，检测结果阴性的筛查中心不发通知，发现阳性的，会迅速通知监护人复查。根据阳性复查短信指引，监护人尽早带小孩到指定的有资质的医院进行复查。

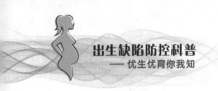

10 家族中从没有人患过这种病，是否也要参加新生儿疾病筛查？

经过前面的讲解，相信大部分家长都明白为什么要筛查了。因为虽然绝大多数孩子是正常的，但患儿通常来自健康家庭，为了避免风险，也为了全体孩子的健康，必须筛查所有的新生儿，这样才能保证每一个患儿都能被及早发现并尽早接受诊治。

11 如果生的第一个孩子患遗传代谢性疾病，那么其他孩子是否也会患病？

如果第一个孩子患苯丙酮尿症、半乳糖血症、生物素还原酶缺乏、镰形红细胞贫血等，那么其弟弟妹妹有 25% 的可能性患该病，而每次妊娠有异常孩子的可能性为 25%。对于先天性甲状腺功能低下，由于其常常不是通过父母的基因遗传，因此，其弟弟妹妹极少患该病。如果家中有阳性患者，建议父母也进行检查，了解有无携带患病基因。

12 筛查出的疾病能否治疗?

很多筛查出的疾病都能治疗。例如,苯丙酮尿症的治疗可通过特殊的饮食方法;甲状腺功能减低症患儿以长期规则口服甲状腺素为主;葡萄糖 – 6 –磷酸脱氢酶缺乏症(G-6-PD)应去除诱因,忌用诱发溶血的氧化性药物。目前,多数代谢性疾病的治疗方案已很成熟,所以只要按指引治疗,孩子会跟普通孩子一样生长发育。

遗传性代谢疾病并非均为不治之症。随着筛查技术、诊断与治疗技术的迅速发展,越来越多的疾病由不治之症变成可治疗性疾病,通过适当的措施,病情可有不同程度的缓解,患者的生活质量可不断提高。治疗成功取决于快速的诊断和早期的治疗。典型症状出现前予以确诊,并尽早治疗,可以防止患儿的脑损伤。即使是不能治疗的疾病,如果能诊断明确,对后续怀孕的产前诊断提供指导非常重要,因为80%的遗传代谢疾病属常染色体隐性遗传,所以患儿父母一般正常,但都是疾病的携带者,发现病例后,再次怀孕需做胎儿基因测定。

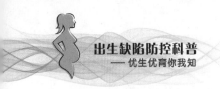

13　如果诊断为代谢性疾病，应该怎么做？

如果诊断为代谢性疾病，应该根据医生的建议积极行进一步检查，明确诊断并及时治疗，医院一定要进行追踪随访、门诊随访，确保孩子健康发育。此外，家长应保持乐观的态度，积极引导孩子。代谢性疾病虽然可怕，但目前大多数都是可治疗的。

14　什么是生命全周期基因组健康保障的五级预防？

随着医学遗传学的发展，有学者提出生命全周期基因组健康保障的五级预防的概念。

0级预防：医学生/医生基因组医学培训，大学生、中学生及民众的基因组大健康理念教育。

一级预防：婚（孕）检，健康教育＋严重致病变异携带者筛查＋PGD＋现病诊断。

二级预防：产前筛查及产前诊断（针对严重遗传病，包括新发突变）。

三级预防：新生儿筛查、新生儿发育评估、基因诊断（早发现、早干预、早治疗）。

四级防控（延伸）：功能性出生缺陷的预防（儿童期、成人期）。

笔者期望这本读物的出版，不仅能从出生缺陷防控措施的三级预防中发挥一些作用，同时能发挥以上五级预防中的"0"预防作用，为降低出生缺陷、提高人口素质贡献微薄之力。

宝宝的诞生带给家人带来了无限的快乐。从此，宝宝的健康成长也将是家庭生活中主旋律。所以，准爸爸准妈妈们应该认识到，为了使孩子能健康快乐地长大，"安检"很重要！

最后，祝福所有家庭在孕育的道路上享受幸福与快乐！